Hélène Lemaire
Diététicienne nutritionniste

Maigrir sain sans faire de régime

Illustrations
Héléna Buono

prat éditions

Maigrir sain sans faire de régime *est une édition actualisée et enrichie de* 1001 secrets de minceur.

Direction éditoriale : Anne-Laure Marie
Édition : Isabelle Rodière-Schmit
Coordination éditoriale : Maud Taïeb
Relecture et recherche iconographique : Carole Fossati, Élodie Nicod
Conception graphique : Julien Josset
Mise en page : Éric Marouzé

SAS au capital de 4.099.168 euros
52, rue Camille Desmoulins
92448 Issy-les-Moulineaux Cedex

ISBN : 978-2-8095-0598-6

Préface

Manger bon, dans une atmosphère chaleureuse et conviviale, a toujours été pour moi une priorité car c'est ainsi que cela se passait dans ma famille. C'est pourquoi la notion de privation, et particulièrement en matière de perte de poids, m'a toujours semblée aberrante : condamner une personne à un régime à vie ou presque, sans sucre, sans gras et donc sans plaisir, est non seulement insupportable mais en plus totalement inefficace. Cela crée de telles frustrations que, dans la plupart des cas, on entre dans la spirale infernale du yo-yo, alternant les périodes de restrictions avec celles d'écarts au régime.
Alors tout au long de ma vie professionnelle, je me suis formée à différentes techniques afin de pouvoir aborder la gestion du poids autrement et prendre en charge la personne dans sa globalité, afin qu'elle puisse perdre du poids tout en ayant du plaisir à manger de tout et en conscience. J'ai commencé en 1998 par la sophrologie, technique de relaxation qui permet de modifier l'état de conscience, de mieux gérer les situations stressantes et d'apprendre à « lâcher prise ».
Puis, j'ai découvert en 2000 qu'à Paris, une nouvelle association, le Groupe de Réflexion sur l'Obésité et le Surpoids, proposait une formation pluridisciplinaire qui permettait d'avoir une nouvelle approche psychonutritionnelle de l'obésité, du surpoids et des troubles du comportement alimentaire. Une révélation ! J'avais enfin trouvé des nutritionnistes, psychiatres et diététiciennes avec qui échanger. Cette formation m'a permis de comprendre tous les mécanismes destructeurs des restrictions alimentaires qui empêchent de perdre du poids durablement, et d'acquérir des outils précieux et nécessaires à la prise en charge de mes patients : gestion des émotions, affirmation de soi, carnet alimentaire, dégustation…
Et le succès est au rendez-vous, je le constate chaque jour au cours de mes consultations !
J'espère que vous aurez autant de plaisir à lire ce livre que j'en ai eu à l'écrire. Je vous transmets, avec un immense bonheur, tous mes secrets accumulés au fil des années afin que vous puissiez maigrir en mangeant bon et en ayant une vie sociale normale et conviviale. Et qu'enfin votre poids de forme reste stable définitivement sans aucune restriction.

Hélène Lemaire

L'illustratrice

Héléna Buono est une illustratrice française établie en Belgique. Elle expose à Bruxelles, Paris, Milan et Tokyo et travaille régulièrement pour la presse, l'édition, la publicité et les institutions.

Passionnée de nutrition et de bien-être, cette collaboration lui permet d'illustrer l'un de ses thèmes de prédilection : la nourriture.

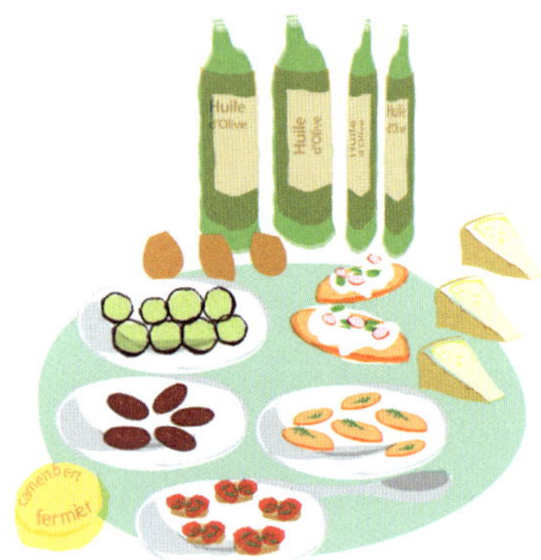

L'auteur

Hélène LEMAIRE est diététicienne nutritionniste, installée en libéral à Marseille depuis plus de 20 ans, formée en sophrologie et aux thérapies comportementales et cognitives par le G.R.O.S. Elle est aussi formatrice et enseignante en école de naturopathie, d'ostéopathie et chargée de conférences en micronutrition dans le Sud-Est.

Elle pratique une approche nutritionnelle globale et personnalisée qui prend en charge les problèmes de nutrition, mais aussi la gestion des émotions, la prise de conscience du corps pour arriver à allier plaisir de manger sans tabous ni culpabilité et bonne santé.

Valérie Cupillard

Spécialiste de la gastronomie bio, auteur de plus de 35 ouvrages dont plusieurs ont été primés au *Gourmand World Cookbook Awards*, Valérie Cupillard explore la cuisine bio et végétarienne sur le mode gourmand.

Avec **Mes assiettes gourmandes** (nouvelle édition à paraître : **Mes assiettes végétariennes équilibrées**), elle vous invite à cuisiner un repas complet dans une assiette de saison, végétarienne et équilibrée.

Retrouvez-la sur son blog « Biogourmand ».

Remerciements

Je dois ce livre à l'expérience acquise auprès de mes patients durant ces vingt dernières années, qu'ils en soient mille fois remerciés.

Un grand merci aussi à Valérie Cupillard, venue « pimenter » ce livre de quelques-unes de ces merveilleuses recettes, et à Marie-Annick, pour ses conseils éclairés en matière d'huiles essentielles.

Enfin, mes remerciements à toute l'équipe éditoriale qui a travaillé sur cet ouvrage, avec une mention toute particulière à Isabelle Rodière-Schmit.

Je dédie ce livre à Ayrton, Patrick et ma mère qui m'ont toujours soutenue, et bien sûr à mon père qui ne quitte jamais mes pensées et mon cœur.

Hélène Lemaire

Sommaire

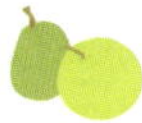

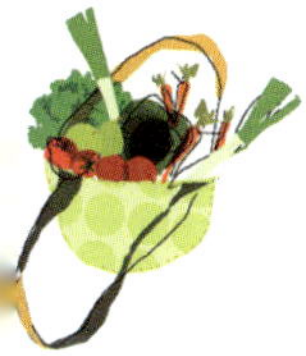

1. « Tordre le cou » aux idées reçues 10

Des kilos de recettes miracles 12
- Une ribambelle de régimes 13
- Les régimes protéinés 19
- Maigrir oui, mais sans effort 22
- Et les compléments alimentaires ? 26

Les grands débats sur les repas 28
- Trois repas chaque jour sinon rien 29
- Des repas qui marchent au pas 33

Mes ennemis sont-ils mes amis ? 38
- La tentation du sucré 39
- À bas le gras ? 43
- De l'eau en abondance 47
- Et l'alcool ? 49
- Des « allégés » pas si légers 51

Le corps en mouvement 56
- Bouger, bouger, bouger… 57
- … et éliminer 59

Moi, mon bébé, mes kilos… 62
- Envie d'un bébé 63
- Oublier ma balance, penser à mon bébé 65
- L'allaitement : me nourrir, nourrir mon bébé 67

2. Manger sain et maigrir bien 70

Le bon poids… 72
- Un poids, des poids 73
- Questions de morphologie 78
- Masse maigre, masse grasse et masse hydrique 80
- Homme/femme : la parité impossible 84

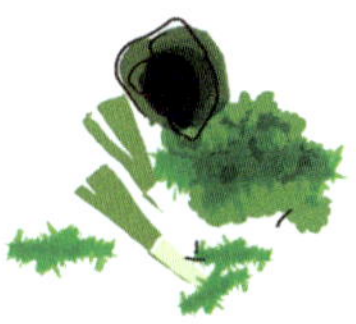

Mon corps a faim d'énergie 86

Les protéines 87
Les lipides 98
Les glucides, sucres à grande ou petite vitesse 108
Les fibres 112
Les minéraux et oligo-éléments 117
Une ribambelle de vitamines 131
Les antioxydants, secrets de jouvence 140
L'eau, source de vie 144
Nourrir le moral et l'esprit 148
Un plaisir à partager 152
De la psychologie de son assiette 154

À chacun son tempérament... 158

Qu'est-ce que le tempérament ? 159
Le lymphatique 160
Le sanguin 162
Le bilieux 164
Le nerveux 166

3. Retrouver le plaisir de manger pour maigrir 168

Maigrir, mode d'emploi 170

Être à l'écoute de ses sensations 171
Oublier les contraintes des régimes 173
Faire la paix avec les aliments 175

Réguler son comportement alimentaire 176

Quelques définitions 177
Les clés de la régulation 181
Comprendre les différentes régulations 184

Toutes les chances de mon côté 188

Les bonnes postures à adopter 189
À vos dents, prêt, mâchez ! 191
Les bonnes habitudes à adopter 194

À la recherche de mes sensations perdues 198

Comment reconnaître la faim ? 199
Se rassasier avec plaisir 201
Maîtriser la satiété 203
Les éléments perturbateurs du comportement alimentaire 206

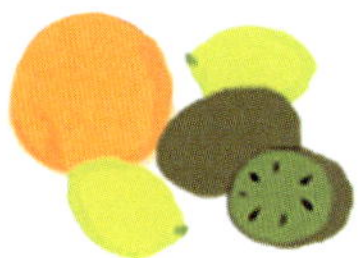

Je mange « bon » pour manger moins 210
Les cinq sens dans mon assiette 211
Apprendre à déguster 217
Plaisir de cuisiner, plaisir de manger 220

Faire la paix avec les aliments 222
Déprogrammer les interdits 223
Déprogrammer les croyances 225

Écouter ses émotions pour mieux les apprivoiser 228
Des émotions qui nous gouvernent 229
Conseils pour gérer ses émotions 233

Le chemin vers la régulation 238
Assumez vos préférences ! 239
Des obstacles surmontables 241
Suivre son appétit et en finir avec les règles 243
Que faire quand... 248

4. Annexes 252

Index 253

Adresses utiles et sites Internet 266

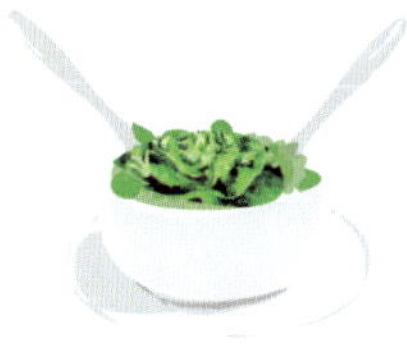

·1·

« Tordre le cou » aux idées reçues

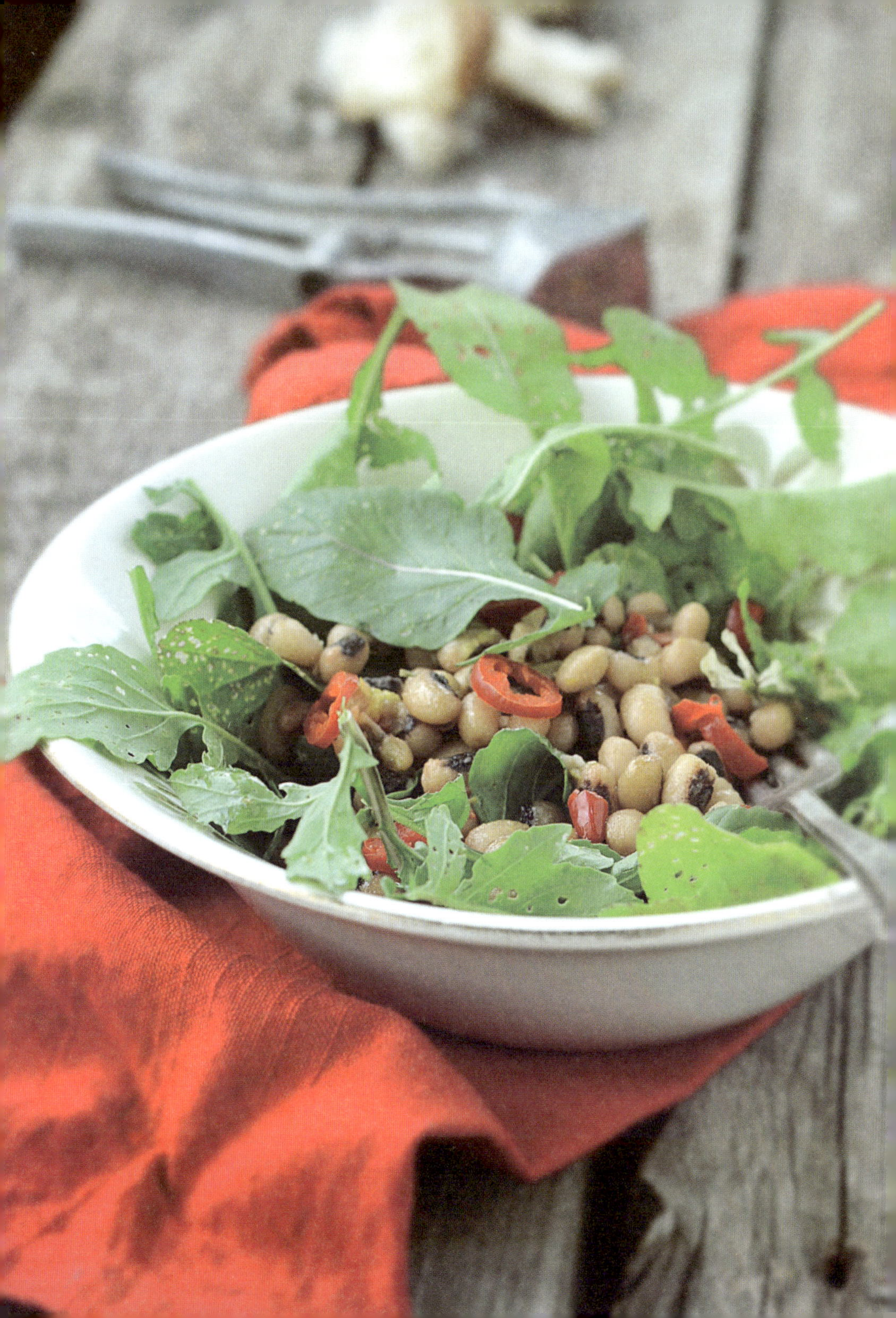

Des kilos de recettes miracles

Il existe un tas de régimes « miraculeux », et pourtant, vous cherchez encore celui qui vous convient. C'est normal, car aucun ne marche durablement. Commençons par faire un point sur les régimes existants et les idées reçues qui en découlent, afin de dénouer le vrai du faux.

Une ribambelle de régimes

« Tu devrais essayer le régime "tartempion", ça marche bien. »

Non et pourtant combien de fois avons-nous entendu cela ? Certes, tous les régimes quels qu'ils soient, protéinés, sans graisse, sans sucre, modérés en graisses et en sucre, dissociés, farfelus et même les plus sérieux vous feront perdre du poids, au moins au début, mais toujours à court terme ! Malheureusement, **en aucun cas**, ils ne vous empêcheront de regrossir et ne réguleront votre poids à long terme. Vous ne pouvez passer toute votre vie à contrôler en permanence tout ce que vous mangez. Et tant que vous suivrez des règles externes à votre corps qui vous éloigneront de vos sensations internes, vous ne pourrez pas être à l'écoute de votre faim et de votre rassasiement. Or, une chose est sûre, ce sont eux qui vous réguleront durablement.

« Je ne peux maigrir que si je m'affame. »

Non, certainement pas et c'est une bonne nouvelle. En effet, dès qu'il y a privation, le corps réagit et enclenche très rapidement le mode « économique ». Votre organisme se met à fonctionner au ralenti et utilise alors moins d'énergie pour les dépenses incompressibles que l'on appelle le métabolisme de base. Cette fabuleuse adaptation s'appelle l'instinct de survie, et il a permis à l'*homo sapiens* de faire face à toutes les situations de pénurie alimentaire. L'être humain est parfaitement programmé pour résister au manque. Dès qu'il est en manque, il stocke sans faire la différence entre une privation involontaire (famine, disette) et volontaire (régime amaigrissant). Cette adaptation est plus forte et plus rapide chez la femme, car c'est elle qui a la charge de perpétuer l'espèce (ce qui explique pourquoi elle maigrit plus difficilement et regrossit plus vite.

« En mangeant équilibré, je perds du poids sans danger. »

Oui et non. En effet, oui ce n'est pas dangereux ; mais non, la perte de poids n'est pas assurée. Parmi les différentes techniques d'amaigrissement, les régimes hypocaloriques classiques prescrits par des nutritionnistes ou pratiqués en groupe sont en général relativement équilibrés – même si cette notion est assez subjective. Ces régimes sont donc moins nocifs pour la santé que ceux complètement farfelus ou carrément restrictifs. Les suppressions étant généralement remplacées par des modérations : pas trop de sucre, pas trop de graisses, pas trop de féculents, par exemple, mais cela reste tout de même des régimes dans le sens où les repas sont « normés » et les quantités imposées.

On se nourrit donc selon des règles externes exigées et non en fonction de ses propres signaux internes. Du coup, cela peut facilement nous faire manger trop ou pas assez puisque les quantités prescrites correspondent à des portions moyennes et non pas à nos besoins au jour le jour. Le « contrôle » alimentaire est moins fort, c'est vrai, mais il est permanent. En consultation, à la question « Avez-vous déjà fait des régimes ? », ces personnes répondent souvent « Non, pas vraiment, mais par contre je fais attention ».

« En mangeant de la soupe pendant une semaine, je maigris. »

Oui, évidemment, mais... En ne consommant que des légumes, mixés ou non, avec chou ou sans chou, vous pouvez maigrir sans aucun doute. Mais, par contre, ce régime ne vous apporte aucune source de protéines, car les légumes n'en contiennent qu'une quantité infime (1 g pour 100 g), et la fonte musculaire est rapide et parfois impressionnante, surtout chez les hommes.

Si consommer trop de protéines est néfaste (comme nous l'avons vu précédemment), ne pas en consommer du tout est encore bien pire ! Évitez donc absolument ce genre de régime nuisible à la santé.

Ce qui peut arriver parfois, c'est qu'après un week-end gastronomique, une période festive ou tout simplement en rentrant de vacances, votre corps vous réclame une journée « soupe ». Il n'y a alors aucun risque à le faire, car votre système digestif a simplement besoin d'un « nettoyage » et de se mettre au repos après ces formidables bombances.

« J'ai maigri en ne mangeant que des fruits. »

Quelle absurdité ! Il existe, il est vrai, plusieurs régimes, bien souvent en provenance des États-Unis (qui ne sont jamais à court d'idées en la matière), qui proposent une alimentation basée sur une consommation quasi exclusive de fruits. Tout comme les régimes à base de soupes, elle provoque une carence totale en protéines, et si la perte de poids est spectaculaire, elle se fait toujours aux dépens de la masse musculaire. De plus, une nourriture trop riche en aliments crus est souvent mal tolérée sur le plan digestif. Il est en effet nécessaire de bien les mastiquer car les fibres solubles contenues dans les fruits fermentent dans l'intestin, d'où la sensation de « ballonnement ».

Enfin, certaines personnes se sentent complètement « acidifiées » par de telles quantités de fruits, tout simplement parce que leur organisme n'arrive pas à neutraliser leurs acides (citrique, malique, tartrique). Cela peut entraîner, par exemple, une grande sensation de fatigue ou une frilosité excessive, même en plein été.

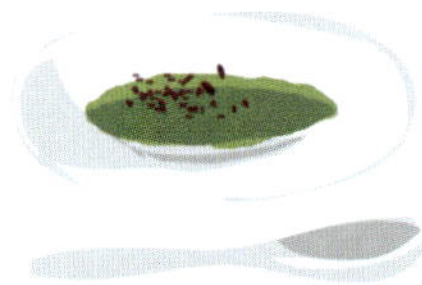

« Dissocier les aliments est la seule façon de maigrir. »

Non, pas du tout ! Si tel était le cas, toutes les personnes qui mangent en associant les aliments, c'est-à-dire quasiment tout le monde, grossiraient ou seraient en surpoids ! En réalité, le fait de dissocier les aliments perturbe à la fois notre rythme alimentaire et notre métabolisme ce qui déclenche au départ un amaigrissement. Il existe plusieurs régimes dissociés, et le plus ancien (qui est aussi le plus néfaste), consiste à ne consommer qu'un seul aliment par jour mais à volonté. Par exemple, le lundi vous ne mangez que des fruits, le mardi que des œufs, le mercredi que de la viande… Cela est très perturbant sur le plan physiologique mais surtout psychologique, car il n'y a rien de tel pour vous lasser, voire vous dégoûter, que de manger la même chose pendant toute une journée. Forcément, vous maigrissez, mais vous allez tout droit vers la déprime.

« Associer protéines et féculents fait grossir. »

Non, pas du tout. Il existe en effet d'autres régimes dissociés moins farfelus et moins dangereux que le régime dissocié strict. Certains interdisent de consommer au même repas des aliments riches en protéines avec des féculents. En soi, cette dissociation n'est pas dramatique car elle revient surtout à mieux répartir l'apport en protéines animales et végétales dans la journée, mais la rendre obligatoire est très contraignant et frustrant.

Cela vous interdit la consommation de tous les plats régionaux et nationaux : plus de blanquette de veau avec du riz ni d'aïoli, encore moins de couscous ou de paella. Vous ne pouvez pas, non plus, manger de pain avec le fromage. Tristounet tout ça, non ? Et puis, dans ces régimes, il y a toujours une interdiction formelle de consommer tous les aliments sucrés, car ces « mauvais glucides » favorisent, soi-disant, le stockage sous forme de graisses. Physiologiquement, cela n'est pas faux, mais les phénomènes digestifs et les réponses hormonales sont tellement complexes et individuels qu'affirmer qu'une telle association systématique fait grossir reste très discutable.

« Manger certains aliments à certaines heures fait grossir. »

Sincèrement, non. Il est vrai que notre corps fonctionne selon une chronobiologie spécifique, par exemple certaines substances sécrétées le matin nous réveillent et d'autres fabriquées le soir nous permettent de trouver le sommeil. De même, la digestion de certains aliments est plus efficace à des moments précis de la journée et selon l'activité des différents sucs digestifs. De là à dire que des aliments nous font grossir à telle heure et maigrir à telle autre, il y a un fossé ! D'ailleurs nos biorythmes nous sont très personnels, que ce soit pour les repas, le sommeil ou l'activité physique. Nous connaissons tous des personnes qui sont plutôt du matin et d'autres plutôt du soir. Manger en suivant ce genre de règles vous éloigne encore une fois de vos signaux internes. Si vous avez très envie d'un fruit à 10 h alors que vous ne devez le manger qu'à 17 h, vous risquez, à force d'attendre, de ne pas en manger du tout ou, au contraire, d'en dévorer plusieurs. Vous risquez d'habituer votre corps à faire des réserves et à compenser la frustration car il lui faudra attendre 24 heures avant de pouvoir en « croquer » de nouveau !

« On ne peut maigrir qu'en mangeant sainement. »

J'aimerais tellement vous dire oui, mais… c'est non, au moins dans un premier temps. On peut réellement maigrir en mangeant n'importe quoi, des aliments industriels, très sucrés, très gras, comme des aliments bio, et même en s'alimentant de façon aberrante puisque la perte de poids ne dépend que de la quantité d'énergie ingérée. Il n'existe pas de calories de plume et de calories de plomb. En revanche, ce type d'alimentation industrielle contient diverses substances qui peuvent d'une part bloquer la perte de poids, comme les perturbateurs endocriniens par exemple, d'autre part favoriser les addictions et les compulsions, c'est le cas des graisses saturées de l'huile de palme et du sucre raffiné.

Depuis des années, je guide mes patients avec succès vers une nourriture saine, simple, de terroir et même bio. Je les incite à cuisiner eux-mêmes, afin de s'impliquer totalement dans le fait de se nourrir, d'éveiller leurs cinq sens et de conserver les bienfaits des nutriments. Et puis, aller vers une alimentation produite dans le respect de la terre, de l'environnement, de l'homme et de sa santé permet de devenir en quelque sorte un consomm'acteur !

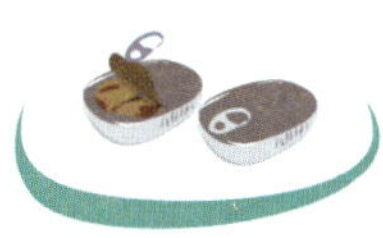

Les régimes protéinés

« On ne perd pas de muscle en faisant un régime protéiné. »

Faux, car même si vous consommez beaucoup de protéines (viande, poisson, œufs, laitages ou sachets), ces régimes sont pauvres en calories et surtout en glucides. Votre corps va donc chercher à en fabriquer rapidement, surtout pour nourrir le cerveau qui ne sait « carburer » qu'au glucose. Le muscle est alors une proie facile et une cible privilégiée car ses propres constituants, les acides aminés, se transforment facilement en glucose. Ce système de secours efficace et rapide fait malheureusement « fondre » vos muscles, entraînant fatigue et sensation de jambes « coupées ». Si en plus vous vous mettez à faire une activité physique intense, ce qui est souvent le cas lorsque l'on suit ce type de régime, je vous laisse imaginer les dégâts !!!

« Avec un régime protéiné, on perd vite. »

Ah oui, forcément, et je vais vous expliquer pourquoi. Au début, vous mobilisez le glycogène musculaire, c'est votre réserve de « sucre » dans les muscles, qui pèse environ 350 g. Mais la combustion du glycogène libère presque trois fois son poids en eau. En vidant donc ces réserves de glycogène, vous vous allégez d'environ 1,5 kg. Ensuite vient le tour de la masse musculaire comme nous l'avons vu précédemment, soit environ 500 g. Vous voilà déjà avec 2 kg en moins sans avoir encore puisé dans le tissu adipeux ! Enfin, vos bourrelets vont être utilisés, à raison de 500 g environ la première semaine. Vous avez donc perdu au total environ 2,5 kg, chiffre annoncé et « garanti » dans la plupart des régimes. Mais attention ! Vous avez surtout perdu beaucoup de « maigre » et peu de « gras » ! Et malheureusement, la deuxième semaine n'est pas aussi rose puisque votre corps se sent en danger et se met en mode « fonctionnement économique ».

« Avec un régime protéiné, on garde le moral. »

Un petit oui et un grand non. Oui mais c'est éphémère parce que vous perdez vite et qu'en l'absence de glucides, vous fabriquez des corps cétoniques (d'où votre haleine de chacal !) et que ces substances acides et dangereuses pour la santé ont au début un effet psychostimulant et coupe-faim. Par contre, ces régimes s'accompagnent bien souvent, dans un deuxième temps, d'une baisse de moral, d'un véritable coup de « blues » voire d'une dépression pour différentes raisons. Tout d'abord, vos papilles « saturent » complètement du goût des aliments protéiques ou des sachets car elles ont besoin de variété. Par ailleurs, vous commencez à manquer sérieusement de minéraux, oligo-éléments et vitamines, malgré d'éventuels compléments alimentaires. En effet, rien ne remplace la diversité des aliments, et ce sont ces micronutriments qui permettent la fabrication des neuromédiateurs, en particulier la sérotonine responsable de votre bonne humeur !

« Manger beaucoup de légumes évite la constipation lors d'un régime protéiné. »

Malheureusement non, et nous allons le voir ultérieurement avec le rôle des fibres. Les fruits et légumes contiennent des fibres solubles qui ne sont pas très efficaces sur le transit. En effet, celles-ci ont la propriété de « fermenter » dans le côlon pour se transformer en substances très utiles au bon fonctionnement de notre intestin. Malheureusement, elles « disparaissent » et ne peuvent donc pas servir de ballast pour les selles. Ce rôle-là est joué par les fibres insolubles que l'on trouve dans l'enveloppe des céréales, c'est-à-dire dans tous les produits à base de farine complète. Or, dans ce type de régime, ces aliments sont rigoureusement interdits car ils contiennent des glucides. Avec une consommation excessive de légumes et de fruits, votre ventre ressemblera plus à un ballon (toutes les tailles sont possibles !) accompagné parfois de douleurs, spasmes et irritations qui peuvent provoquer ponctuellement une bonne diarrhée suivie à nouveau de constipation.

En conclusion, vous vous retrouverez avec ce que l'on appelle le syndrome du côlon irritable.

« Le régime protéiné n'est pas mauvais pour la santé. »

Ceci est faux : malgré tout ce qui se dit, les protéines consommées en excès perturbent et « encrassent » votre organisme. Le métabolisme des protéines entraîne la formation de différents produits toxiques qui perturbent le fonctionnement du foie, des reins et de l'intestin.

Tout d'abord, l'ammoniaque est directement éliminée par le rein en ion ammonium ou en urée, qui doit être préalablement fabriquée par le foie. Les protéines mal mastiquées et non digérées se retrouvent dans le côlon gauche où la flore de putréfaction les dégrade en produits hautement toxiques. Ces substances portent d'ailleurs des noms très évocateurs : putrescine, cadavérine, scatoles et autres produits soufrés (d'où l'odeur des gaz). Elles sont ensuite réabsorbées par la muqueuse intestinale, transportées jusqu'au foie afin de les rendre inoffensives – c'est ce que l'on appelle le phénomène de détoxification hépatique – puis elles finissent leur voyage *via* les reins pour être éliminées dans les urines. Ouf ! Mais quel travail pour ces trois organes et surtout pour le foie ! C'est déjà une véritable « usine » en temps normal, puisque quasiment tout ce que l'on mange ou boit passe par lui. Lors d'un régime protéiné, votre foie fait de nombreuses « heures supplémentaires », ce qui peut expliquer l'état nauséeux, barbouillé que vous pouvez ressentir alors.

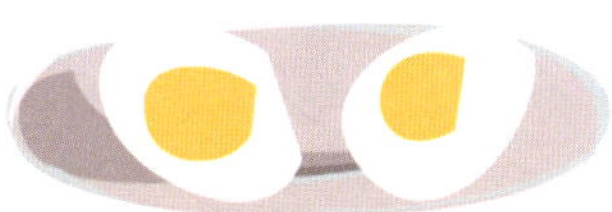

Maigrir oui, mais sans effort

« Si je n'arrive pas à perdre du poids en mangeant différemment, je ferai une liposuccion. »

Comment dire... la liposuccion, ou lipoaspiration, ne peut en aucun cas être comparée à un régime ! Il s'agit d'un acte chirurgical qui n'est pas anodin du tout, indiqué pour certaines personnes en surcharge de graisse localisée, sans surpoids ou après avoir maigri, mais à condition que leur poids soit stable depuis au moins six mois. La liposuccion consiste à aspirer une partie des cellules adipeuses, mais celles qui restent auront toujours la possibilité de se multiplier si votre alimentation est à nouveau trop abondante. Une liposuccion ne vous empêchera pas de regrossir et parfois aux mêmes endroits. Elle modifie l'aspect esthétique, et c'est bien, mais cela ne permet pas de maigrir. Alors, si vous avez eu recours à une telle intervention, profitez du bien-être ressenti par le remodelage de votre corps pour adopter une bonne hygiène de vie et une nourriture plus instinctive et plus saine !

« L'acupuncture fait maigrir. »

Non. L'acupuncture seule ne permet pas de perdre du poids. Elle peut cependant vous aider dans cette démarche si elle est pratiquée en complément d'autres méthodes. Elle fait partie de la médecine traditionnelle chinoise et se base sur une approche énergétique et globale du corps. Elle agit sur l'énergie circulante de notre organisme appelée Qi (il faut prononcer tchi !). Les aiguilles fines, piquées à la surface de la peau en des points précis du corps, régularisent la circulation du Qi.

Pour ce qui est du poids, l'acupuncture est surtout intéressante par son action sur l'équilibre nerveux, car si vous êtes plus calme, plus détendu et que vous dormez mieux, vous serez mieux à l'écoute de votre corps. Elle peut également stimuler la circulation sanguine, les fonctions d'élimination, la digestion ou réguler le fonctionnement endocrinien. Bien pratiquée, l'acupuncture est très efficace et, je le précise tout de même, quasiment indolore.

« J'ai maigri très vite avec l'homéopathie il y a quelques années. »

C'est malheureusement vrai. Mais attention, les remèdes prescrits étaient des cocktails amaigrissants bourrés de molécules chimiques dangereuses (diurétiques, amphétamines, extraits thyroïdiens) dans lesquels étaient insérés quelques remèdes homéopathiques, histoire de faire passer la pilule et de rassurer faussement les patients. Cela a fait énormément de tort à cette médecine douce, car l'homéopathie, la « vraie », prescrite par des homéopathes compétents ne peut prétendre vous faire maigrir ainsi. Elle repose essentiellement sur deux fondements, la loi de la similitude et le principe de dilution. C'est une médecine holistique, c'est-à-dire qu'elle traite la personne dans sa globalité.

L'homéopathie dérange, et pourtant, bien pratiquée, elle donne des résultats étonnants. Pour les questions de poids, l'homéopathie agit comme l'acupuncture, en accompagnement d'autres méthodes. Les remèdes prescrits seront adaptés et personnalisés en fonction de votre terrain.

« Il existe certaines techniques de massage qui font maigrir. »

Non, les massages ne font pas maigrir dans le sens perdre des kilos, même si leurs bienfaits sont nombreux. On connaît leurs effets positifs sur le plan physique : ils relâchent les tensions, détendent, apaisent et soulagent. Le massage agit également sur un plan sensoriel, il accroît la conscience de notre corps et contribue à l'éveil de nos sens si l'environnement est adapté (huiles parfumées, musique douce, lumière tamisée). Sur un plan émotionnel, il permet aux émotions de « remonter », il facilite le lâcher-prise et augmente l'estime de soi. Et ça, c'est toujours bon quand on fait un travail global sur son corps et son poids.

Il existe aussi certains massages pratiqués à l'aide d'appareils spécifiques, utilisant la technique du palper-rouler et qui agissent surtout sur un plan esthétique. Réalisés par des thérapeutes compétents, les massages peuvent vous aider à mincir, à diminuer l'aspect « peau d'orange » et à améliorer la circulation sanguine, donc à vous sentir mieux dans votre corps.

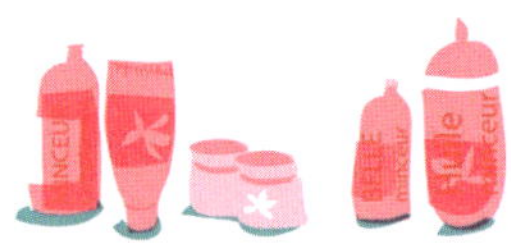

« Le sauna fait maigrir. »

Non, le sauna ne fait pas maigrir, même si la balance accuse une perte de quelques centaines de grammes après une séance. Ce n'est pas du « gras » que vous avez perdu (en effet, les bourrelets sont toujours là) mais de la sueur, donc de l'eau… que vous reprenez bien entendu dès que vous buvez. Il est d'ailleurs recommandé de boire après un sauna afin de compenser les pertes hydriques, pour ne pas avoir de « coup de chaleur » dû à la déshydratation et très dangereux pour la santé. Si votre médecin vous l'autorise, le sauna (chaleur sèche) ou le hammam (chaleur humide) sont idéaux pour vous relaxer, diminuer les tensions, éliminer les toxines, stimuler la circulation sanguine et nettoyer la peau en profondeur. Un dicton finlandais dit « le sauna rend la femme plus belle ». Alors, pourquoi s'en priver ?

« Et les crèmes, est-ce que ça marche pour maigrir ? »

Plutôt non. Cette question revient souvent en consultation, en particulier au printemps ou au début de l'été. Les crèmes amincissantes ne vous feront pas perdre de poids même si certaines publicités peuvent le laisser entendre. Ont-elles vraiment un effet « perte en centimètres » comme l'annonce la publicité ? Je n'ai pas les compétences requises pour pouvoir me prononcer sur l'efficacité réelle des produits contenus dans ces crèmes.

Néanmoins, le fait d'appliquer une crème tous les jours ou deux fois par jour a des effets positifs par le simple fait de masser. Le massage (avec ou sans crème) active la circulation du sang, améliore l'aspect « peau d'orange » des tissus, et permet surtout de prendre conscience des contours de son corps. J'ai en effet quelques jeunes patientes étudiantes qui n'avaient pas les moyens d'acheter une crème et qui ont massé leurs zones « critiques » durant un mois, elles ont perdu autant de centimètres que ce qu'annoncent certaines publicités !

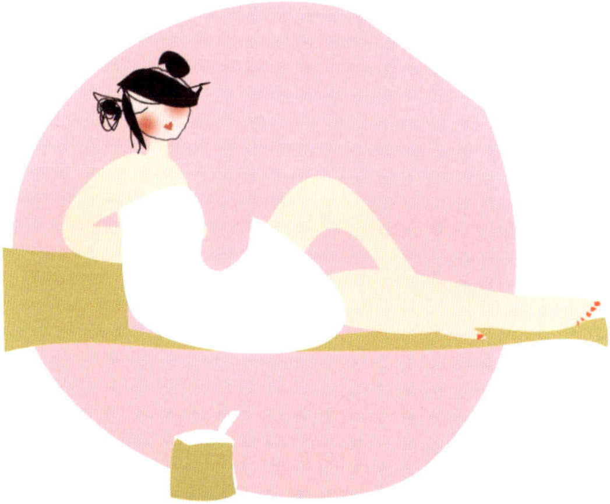

Et les compléments alimentaires ?

« Sans un coupe-faim naturel, je n'y arriverai pas. »

Bien sûr que si vous pouvez y arriver, mais comme la minceur est un marché porteur, il existe toute une ribambelle de « coupe-faim » naturels. Malheureusement, naturel ne rime pas toujours avec inoffensif et efficace ! Ces coupe-faim sont en général à base de plantes ou de substances extraites de végétaux, riches en fibres solubles. Celles-ci ont un pouvoir hygroscopique, c'est-à-dire qu'elles se gonflent d'eau dans l'estomac créant ainsi une fausse impression de satiété, qui s'approche plus d'un mécanisme de « remplissage ». Ce sont de véritables leurres car nous verrons que le vrai rassasiement ne passe pas par des sensations physiques mais par des sensations sensorielles. La prise de chaque gélule ou sachet doit être accompagnée d'un petit quelque chose (laitage ou fruit), une demi-heure avant chaque repas, car si l'estomac est vide, le produit n'a aucune efficacité. Vous vous retrouvez alors à manger toute la journée, tout ça pour avoir moins faim : quelle logique !

« Si je ne prends rien pour éliminer, je ne pourrai jamais maigrir. »

Ceci est faux, car il ne faut pas confondre maigrir, c'est-à-dire perdre de la graisse, et éliminer de l'eau. La rétention d'eau est caractérisée par un « trop-plein » de liquide emmagasiné par l'organisme, provoquant des gonflements, le plus souvent dans les jambes, les pieds et les chevilles. Les femmes y sont les plus sujettes du fait de leurs fluctuations hormonales parfois très capricieuses ! Prendre des diurétiques classiques, sans avis médical, est très dangereux en raison des effets secondaires.

Les draineurs d'origine naturelle peuvent vous aider ponctuellement, mais ils ne traiteront pas la cause de votre rétention d'eau. Celle-ci peut venir du surpoids, d'un foie un peu trop « chargé », de perturbations hormonales avant les règles ou au moment de la ménopause… ou, comme c'est le cas fréquemment, d'une alimentation trop salée. Alors, avant de vous ruiner en draineurs de toutes sortes, commencez par modérer votre consommation de sel, marchez plus régulièrement, évitez les bains trop chauds et les atmosphères surchauffées, buvez une eau peu minéralisée et uniquement en fonction de votre soif.

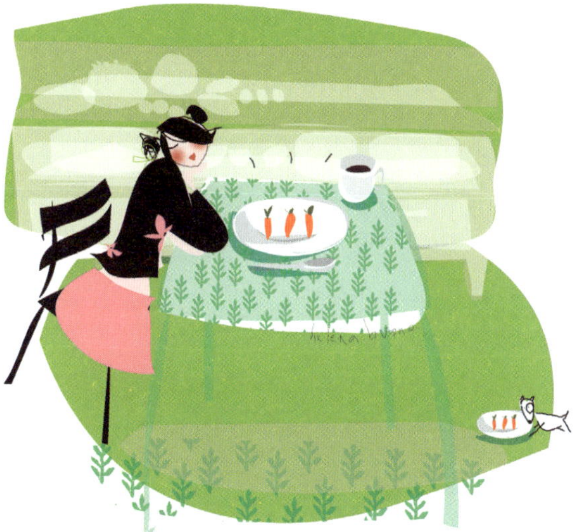

Les grands débats sur les repas

Depuis notre plus jeune âge, on nous a souvent sermonnés avec des idées toutes faites : « Ne pars pas de la maison le ventre vide ! », « Mange à 12 h pile ! », « Avec tout ce que tu as pris ce midi, un yaourt au dîner… », etc. Et pourtant, nous sommes tous différents, arrêtons de reproduire de vieux schémas et écoutons notre corps.

Trois repas chaque jour sinon rien

« Je dois manger le matin sinon je vais grignoter toute la journée. »

Non. C'est pourtant une idée reçue tenace, renforcée par le discours de nombreux médecins et diététiciens, tout simplement parce que c'est ce que l'on apprend durant nos études : pas de petit déjeuner et c'est le grignotage assuré ! Cet adage exprime la peur d'avoir faim, et elle est en relation directe avec l'interdiction que l'on se fixe de manger entre les repas. En s'obligeant à manger le matin, on se rassure en faisant des réserves pour tenir jusqu'au repas suivant, même si notre corps ne nous réclame rien. Cette peur, qui démarre souvent avec le premier régime, est aussi transmise de génération en génération, par les mères ou les grands-mères, parfois même les deux. N'avez-vous jamais entendu autour de vous quelqu'un dire « Mais mange, sinon tu auras faim dans la matinée ! » ?

« Le matin, on peut manger tout ce que l'on veut car ce sera brûlé dans la journée. »

Bien sûr que non et je ne sais pas d'où vient cette idée mais elle est tenace ! Combien de personnes profitent de ce repas du matin pour « engloutir » littéralement (avec ou sans faim) des aliments considérés comme potentiellement « dangereux » pour leur poids, en particulier tout ce qui est viennoiseries et biscuits, mais aussi fromages et charcuteries. Comme vous le lirez tout au long de ce livre, ce ne sont pas ces aliments en soi qui vous font grossir, mais le fait d'en manger trop. De plus, les aliments ne sont brûlés le matin que si votre corps réclame de l'énergie donc seulement si la sensation de faim est présente. Si vous n'avez pas faim et que vous mangez, forcément vous grossirez, que ce soit le matin ou à n'importe quel autre moment de la journée !

« Je mange matin, midi et soir car il ne faut jamais sauter de repas. »

Oui et non, en fait la réponse dépend de votre éventuelle sensation de faim et de la bonne définition de l'expression « sauter un repas ». Si vous avez faim, il faut effectivement prendre un petit déjeuner, déjeuner ou dîner. Ne rien manger, par manque de temps par exemple, revient effectivement à sauter un repas, c'est-à-dire à ne pas manger alors que votre organisme le réclame. Outre les sensations inconfortables de la faim provoquées par la privation de nourriture, le corps aura tendance à faire des stocks au repas suivant, au cas où vous recommenceriez. En revanche, si vous n'avez pas faim, c'est que votre corps n'a besoin de rien et ne pas manger est la bonne attitude. Il n'y a aucun risque de stockage par ailleurs puisqu'il ne vous a rien demandé.

« Petit déjeuner de roi, déjeuner de prince, dîner de pauvre. »

Oui pour certains et non pour d'autres. Tout le monde connaît en effet ce dicton que l'on a entendu de nos mères, de nos grands-mères ou des spécialistes de la nutrition. Cette phrase résume la répartition théorique des repas sur une journée. En Allemagne, on parle d'empereur, de roi et de mendiant ! J'ai moi-même utilisé cette phrase au début de ma vie professionnelle, d'autant plus facilement qu'elle correspond à mon rythme naturel. Puis j'ai découvert en travaillant sur le comportement alimentaire que nos rythmes alimentaires naturels, donc non influencés par des règles diététiques, sont très différents selon les personnes et que chacun pourrait presque se créer

SON dicton personnel : « petit déjeuner de pauvre, déjeuner de roi et dîner de prince » ou « pas de petit déjeuner parce que naturellement vous n'avez jamais eu faim, déjeuner et dîner de roi »… Et vous, quelle est votre phrase ?

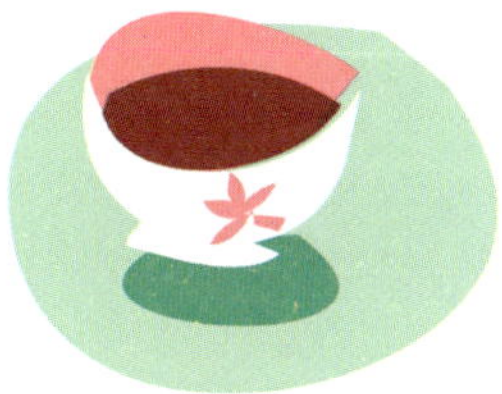

« Le goûter est réservé aux enfants. »

Non, pourquoi ? Le goûter est une collation prise en fin d'après-midi, traditionnellement donné aux enfants et aux adolescents car il permet de compléter les apports nutritionnels plus importants lors de la croissance. En théorie, on l'« autorise » (ah, les règles !) aussi aux femmes enceintes et allaitantes, aux sportifs et aux personnes âgées. Mais bien sûr que tout le monde a le droit de faire un « quatre heures » s'il a faim, parfois parce que le repas de midi a été plus léger, ou bien la dépense énergétique plus importante, ou sans raison évidente et alors là, cela vous déstabilise complètement.

Rappelez-vous : si votre corps réclame, arrêtez de vous torturer l'esprit et mangez, mais sans culpabiliser ! Le goûter est souvent un moment précieux de partage, de discussion, d'échange avec les enfants, de pause et de décompression après la journée de travail. Évidemment, il faut donc le prendre à table et sans la télévision.

« Quand je ne mange pas le soir et que je me pèse le lendemain matin, j'ai perdu du poids. »

Oui forcément, mais ce n'est pas une solution pour maigrir, d'autant que cela ne marche que ponctuellement. Et puis, tout dépend aussi de la raison pour laquelle vous n'avez pas mangé. Si vous n'aviez pas faim, vous avez eu raison de ne pas dîner, votre corps ne vous réclamait rien, il n'avait donc besoin de rien. Vous avez bien été à l'écoute de votre corps et il a déstocké quelques-unes de ses réserves.

En revanche, si vous vous imposez de ne rien manger le soir au nom d'un quelconque régime et malgré la sensation de faim, il en va tout autrement. Vous constaterez une perte de poids le premier matin, mais rapidement votre corps se mettra sur la défensive et fera des réserves. Les matins suivants, non seulement aucune perte de poids ne sera à signaler, mais pire, vous observerez très vite une reprise de poids.

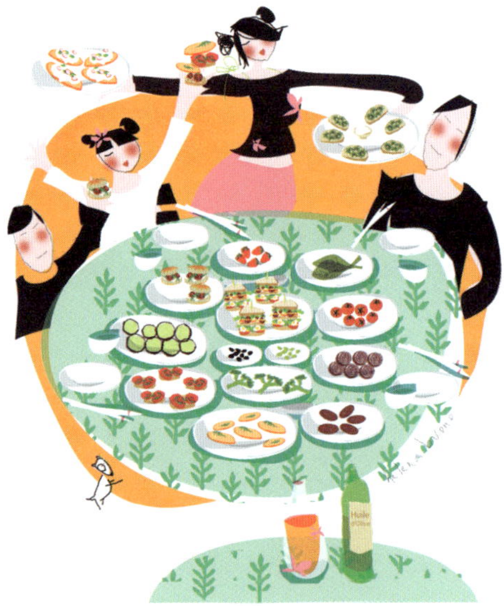

Des repas qui marchent au pas

« Faire attention toute la semaine permet de manger ce qu'on veut le week-end. »

Archi faux, et pourtant combien de mes patients ont suivi ce principe durant des années, sans aucun résultat sinon celui d'avoir un comportement alimentaire encore plus perturbé ! Ce principe est un bon exemple pour montrer comment, paradoxalement, le « contrôle » entraîne la « perte de contrôle ».

En faisant attention à ce que vous mangez du lundi au vendredi, vous n'écoutez absolument pas ni vos envies ni vos besoins, et cela vous met dans un état de grande frustration. Quand arrive le week-end, patatras ! La frustration accumulée durant la semaine vous fait perdre le contrôle et là, faim ou pas faim, vous mangez de grandes quantités pour vous calmer, d'autant que « la permission » ne dure que deux jours. Après ce week-end de remplissage, vous vous remettez au régime dès le lundi, la mort dans l'âme, en attendant le week-end suivant et ainsi de suite… Et vous voilà alors prisonnier d'une spirale infernale. Comme je l'explique à mes patients, la seule façon de vous en sortir est d'en finir avec la notion d'interdits alimentaires et avec toutes ces contraintes que l'on s'impose avec les régimes. Quand il n'y a plus d'interdits, donc plus de contrôle, il n'y a plus de risque de perte de contrôle.

« Pour maigrir, il faut manger à heures fixes. »

Non, pas du tout, car on ne se nourrit pas avec une montre, mais en fonction de ses sensations alimentaires. D'une façon générale, se mettre à table à heures régulières – et non pas à heures fixes, ce qui est pour moi complètement différent – permet à l'organisme de se préparer pour le repas, de retrouver plus facilement son rythme physiologique naturel et aussi favorise une certaine convivialité. J'ai bien dit « se mettre à table » et non pas manger ! Le rythme des repas obéit à des règles culturelles, mais ensuite le corps s'exprime et vous devez l'écouter. En fonction de vos sensations alimentaires, vous mangerez alors un peu, beaucoup, passionnément ou pas du tout.

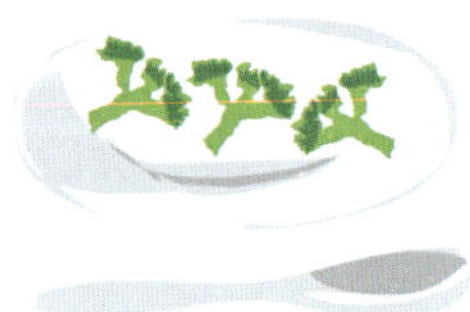

« Quand je travaille la nuit, je me force à manger à l'inverse du jour pour ne pas grossir. »

C'est une erreur fréquente car on se dit que ce que l'on mange en étant éveillé est forcément brûlé… et bien non. Lorsque l'on travaille la nuit, il y a toujours des repos « de jour » qui alternent avec des périodes de travail « de nuit ». Il ne faut pas modifier son rythme car le corps a besoin d'une certaine régularité. Notre horloge biologique qui est réglée sur 24 heures, gouverne le rythme « veille – sommeil » mais aussi la température interne, la sécrétion de nombreuses hormones et des sucs digestifs, le rythme cardiaque et bien d'autres choses encore. Tous ces rythmes sont liés les uns aux autres et quand notre vie est régulière, il y a synchronisation des rythmes biologiques.

Lorsque les horaires sont décalés, il y a désynchronisation et cela perturbe non seulement le sommeil mais aussi les autres fonctions du corps, en particulier le rythme des repas. C'est pour cela que je conseille à mes patients de toujours conserver leur rythme de jour, qu'ils soient au travail ou de repos, et je les rassure, le petit déjeuner pris le matin avant de se coucher ne les fera jamais grossir.

« Si l'on fait des petits repas fréquents, on maigrit plus vite. »

Il est difficile de répondre à cette affirmation car c'est à la fois vrai et faux. Vrai parce que des études ont montré que le fractionnement des repas avait un effet positif sur l'équilibre glycémique ; comme le taux de sucre dans le sang est plus régulier, la sensation de satiété est plus longue et plus confortable, et les fringales de sucré quasi absentes, ce qui permet une meilleure régulation alimentaire. Si fractionner vos repas correspond à votre rythme naturel ou vous aide à le retrouver, vous avez alors raison de manger ainsi. Mais si naturellement vous ne prenez que deux ou trois repas par jour, sans jamais manger quoi que ce soit en dehors, vous imposer de nombreuses prises alimentaires dans le but de maigrir risque de perturber sérieusement votre horloge interne et de vous inciter à manger plus qu'avant, ce qui risque d'avoir l'effet inverse.

« Tout ce que l'on mange après 17 h est stocké. »

Non, pas du tout, et heureusement d'ailleurs. Car si c'était vrai, pourquoi les gens qui goûtent et dînent – et nous sommes un certain nombre dans ce cas-là – ne grossissent pas ? Et bien tout simplement parce qu'ils ajustent parfaitement la quantité d'aliments à leur sensation de faim. Parfois aussi, dans le même registre, on me dit en consultation : « Mais je ne pourrai jamais maigrir, car je mange trop tard à cause de mon travail ou celui de mon mari. » Heureusement que les travailleurs tardifs ne sont pas pénalisés à ce point !

Tant que vous respectez au mieux vos sensations alimentaires, la perte de poids est bien sûr possible. Et puis, si vous avez beaucoup de mal à attendre le repas, plutôt que de grignoter debout – ce qui est tout de même assez fréquent – asseyez-vous et faites une collation à l'heure qui vous convient, même un peu tard (au diable les principes et les règles !), afin de pouvoir tenir jusqu'à l'heure du dîner.

« Un principe simple pour maigrir : je ne me ressers jamais. »

Oui, mais... Bien souvent utilisé, ce principe n'est pas dangereux en soi car il n'est pas trop restrictif, mais il est surtout frustrant et vous éloigne encore une fois d'une bonne écoute de votre corps. Ce principe revient à imposer une quantité fixe à manger, c'est facile à suivre et cela vous arrange quand vous n'avez pas envie de vous prendre en charge. Le risque avec les portions moyennes, c'est de finir tout de même son assiette alors que la faim a disparu et de sentir un manque le jour où l'on a une faim terrible.

C'est vraiment dommage, et puis imaginez la frustration si vous avez devant vous une entrée exceptionnelle, un plat délicieux ou un dessert fabuleux ! Finalement, vous finirez peut-être par vous resservir, et vous aurez raison car c'est du domaine de l'exceptionnel, mais malheureusement vous ne pourrez vous empêcher de culpabiliser. Et oui ! frustration et culpabilité sont malheureusement les meilleures amies du monde !

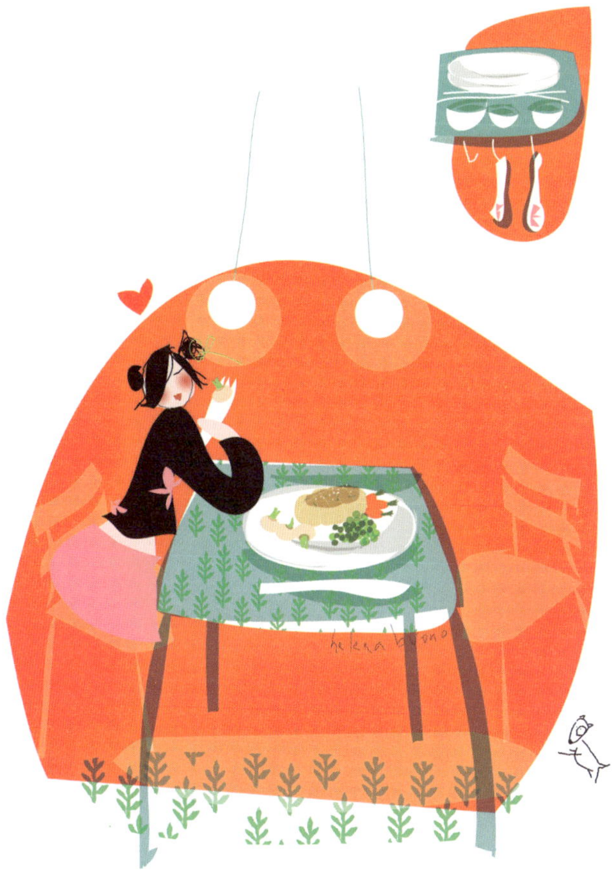

Mes ennemis sont-ils mes amis ?

Il faut boire beaucoup pour maigrir, ne pas manger trop gras, arrêter le chocolat, éviter les œufs, préférer les édulcorants au sucre… Stop ! Une flopée d'idées toutes faites vous empêche de bien manger. Faisons le point et voyons quels sont vos vrais ennemis en matière de nutrition… Vous serez surpris du résultat !

La tentation du sucré

« Il faut supprimer le sucre pour maigrir. »

Non seulement vous ne maigrirez pas, toutes les études et statistiques le prouvent, mais en plus vous allez déprimer ! Le goût sucré est en effet associé à la douceur et l'enfance, il nous rassure et nous détend, mais seulement si on le considère comme un ami et non comme un ennemi. Ce sont les restrictions et la notion d'interdit qui créent des boulimies de sucre. En revanche, ce qui est vrai, c'est que la consommation excessive de sucre blanc est l'une des causes d'obésité dans les pays industrialisés. Au début des années 1900, la consommation moyenne de sucre était de 8 kg par an et par habitant. Ce chiffre a littéralement explosé à partir des années 1950. En cause, bien sûr, l'émergence des différents sodas et autres boissons sucrées, mais aussi la grande diversité des produits sucrés.

Nos habitudes alimentaires ont aussi beaucoup changé, les industriels ne sont jamais à court d'idées. De plus, l'exposition permanente à la nourriture ne peut que favoriser les grignotages fréquents. Depuis quelques années en France, la consommation semble se stabiliser aux alentours de 35 à 38 kg par an et par habitant, ce qui n'est pas le cas dans d'autres pays comme les États-Unis. Il n'est pas question de diaboliser ces produits, mais de prendre conscience des besoins réels de notre corps et de ne pas se laisser piéger par un attrait visuel ou publicitaire.

« Le chocolat fait grossir. »

Non, et c'est bien écrit en « gras » et en majuscules, comme tous les autres aliments qui ne font ni grossir ni maigrir ! Mais le chocolat fait partie de ces aliments puissants sur un plan symbolique, qui nous font voyager dans des souvenirs heureux et réconfortants, liés ou non à notre enfance. Il est associé aux anniversaires, aux fêtes de Pâques ou de Noël, ou tout simplement au goûter de tous les jours comme la fameuse tartine de pain beurrée et saupoudrée de chocolat en poudre.

En réalité, le chocolat ne peut que vous aider à maigrir car c'est un aliment plaisir par excellence et nous verrons que plus le plaisir gustatif est grand, moindre est la quantité consommée. Le chocolat est un aliment rassurant, relaxant, calmant et si l'on préfère le chocolat noir, il est aussi antioxydant donc antivieillissement (youpi !), tout en étant également dynamisant, euphorisant, psychostimulant et même aphrodisiaque ! Alors pourquoi s'en priver ? D'ailleurs, lorsque je propose à mes patients de travailler sur les cinq sens en faisant une dégustation avec l'aliment de leur choix (voir page 217), ils arrivent neuf fois sur dix à la consultation suivante avec… du chocolat, et je m'en réjouis !

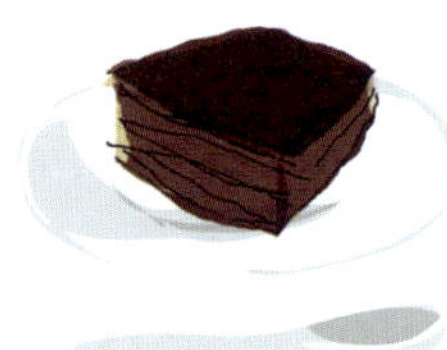

« Manger les fruits à la fin du repas fait grossir. »

Non, mais ils peuvent faire « gonfler » le ventre. C'est désagréable, surtout si vous portez des vêtements serrés, douloureux parfois, obligeant à déboutonner sa jupe ou son pantalon ce qui procure souvent une impression de grossir à vue d'œil.

Les fruits contiennent en effet différents acides qui ont tendance à fermenter avec le reste du repas, entraînant des gargouillis ou des ballonnements, d'autant plus fréquemment que les fruits sont mangés crus, qu'ils sont acides au goût et bien sûr pas assez mastiqués. Ah, la mastication, toujours la mastication ! Alors, si vous êtes sujet à ce genre de désagrément, il est préférable de terminer le repas avec des fruits cuits ou des compotes, car leurs fibres sont ramollies par la cuisson et mieux tolérées. Vous pouvez alors consommer les fruits crus en dehors du repas.

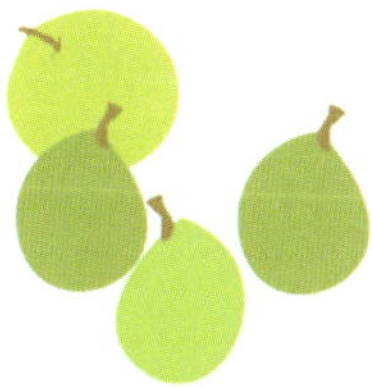

« Si j'ai un creux, je peux manger des pommes à volonté. »

Quelle drôle d'idée ! Ah, ces pommes ! Si vous avez un creux, mais un vrai, et que l'aliment qui vous attire est la pomme, alors d'accord vous avez tout bon. Si par contre vous avez toujours un vrai creux, mais que vous mourez d'envie d'un rocher au chocolat, croquer une pomme ne calmera en aucun cas votre envie de chocolat, qu'elle soit physiologique ou psychologique. Manger des aliments non caloriques n'enlèvera jamais l'envie d'aliments caloriques et soi-disant grossissants.

Cette stratégie « d'évitement » vous incite à manger de grandes quantités de nourriture faussement rassurante qui ne vous rassasient jamais complètement puisqu'il manque le plaisir. Au lieu de manger le rocher praliné tant désiré, vous « engloutissez » moult pommes et yaourts allégés, pain azyme et je ne sais quoi encore, histoire de détourner votre attention, mais ça ne marche pas. Et si jamais vous décidez de passer à l'acte, vous dévorez le rocher vite fait bien fait, sans aucun plaisir gustatif avec, par contre, un fort sentiment de culpabilité. Conclusion : si vous avez envie d'un aliment spécifique, allez-y sans vous poser de questions, mais alors asseyez-vous et dégustez-le.

« Les pommes font moins grossir que les bananes. »

Non, bien sûr. Il n'existe ni aliments qui font grossir, ni aliments qui font maigrir. Certains sont plus caloriques que d'autres, et dans le cas des fruits, leur teneur en sucre peut être très variable. La compétition banane/pomme m'a toujours agacée, surtout lorsque je pense au nombre de pommes ingurgitées dans tous ces régimes, sans aucun plaisir sinon celui de se donner soi-disant bonne conscience ! En réalité, à portion égale, la banane est moins énergétique que la pomme. Eh oui… et même si les calories ne sont pas un problème, je trouve toujours intéressant de le souligner pour montrer à quel point les régimes sont aberrants dans leur principe.

La banane apporte certes plus de glucides pour 100 g, environ 20 g de glucides contre 13 g pour la pomme, mais la portion est toujours plus petite. En effet, une banane moyenne, sans la peau bien entendu, pèse environ 100 g alors qu'une pomme fait facilement 180 à 200 g. Sur le plan nutritionnel, ces fruits sont intéressants tous les deux et il faut donc les choisir en fonction de ses envies. La banane « cale » peut-être davantage et a un grand atout « affectif ». Liée au souvenir de notre enfance, elle est par définition rassurante.

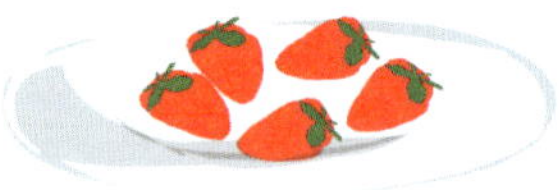

À bas le gras ?

« Les aliments gras font grossir car ils sont caloriques. »

Non, les calorie, qu'elles soient issues « de gras » ou « de sucre », ne font grossir que si elles sont absorbées en quantité excessive. Les aliments gras nous attirent et rassurez-vous, c'est normal. Ils sont moelleux et agréables en bouche, on dit qu'ils sont palatables. Par exemple, un fromage au lait cru doit son bon goût et sa texture crémeuse à sa teneur en matières grasses naturellement élevée, rien à voir avec un fromage allégé « cartonneux ». Et c'est tant mieux, car si nous n'étions attirés que par les légumes et les fruits, l'espèce humaine aurait disparu depuis bien longtemps ! Nous aimons toujours les aliments « riches » parce qu'ils permettaient à nos ancêtres de survivre et nous avons gardé cette mémoire ancestrale.

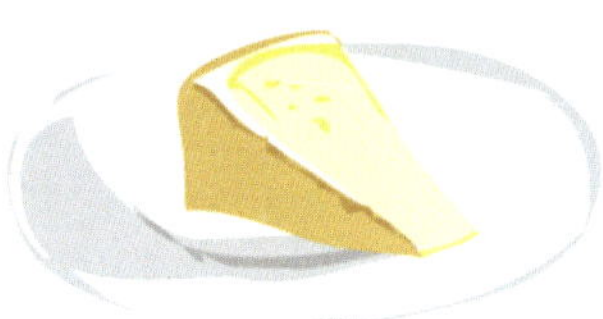

« Tous les œufs se valent. »

Non, on ne peut pas mettre tous les œufs dans le même panier. Il existe différents modes d'élevage des poules que l'on peut repérer grâce aux chiffres inscrits sur les œufs à l'encre rouge. Plus le chiffre est petit, meilleure est la qualité. Les œufs n° 2 et 3 sont industriels, les poules sont enfermées et ne voient jamais le jour ; les œufs n° 1 proviennent de poules élevées en partie à l'extérieur comme pour les œufs n° 0. Mais pour ces derniers, les poules ont une nourriture bio. Bien que j'entende régulièrement le contraire de la part de nutritionnistes connus et médiatisés (à croire qu'ils n'ont jamais mangé ou cuisiné un œuf de ferme ou bio), le mode d'élevage influence la qualité nutritionnelle et le goût des œufs.

Les deux différences majeures sont d'abord la richesse en antioxydants, et en particulier en carotène qui donne au jaune une couleur plus foncée, plus orangée car la poule est nourrie avec des aliments frais et colorés qui en contiennent. Ensuite, si la quantité de lipides est toujours la même quel que soit le mode d'élevage, la teneur en graisses insaturées, donc bénéfiques pour la santé, est bien supérieure quand la poule est élevée en plein air et bien nourrie, car elle picore naturellement de l'herbe qui renferme des oméga 3. Et puis, honnêtement, ce goût merveilleux… rien à voir avec les œufs industriels !

« Il ne faut manger que le blanc des œufs car ce sont des protéines maigres. »

Pas vraiment, non. Ce sont effectivement des protéines pures accompagnées de quelques minéraux, mais ne manger que le blanc revient à se priver des bons nutriments de l'œuf entier. Les protéines de l'œuf sont les mieux équilibrées. Elles sont la protéine de référence car elles apportent, dans une juste proportion, tous les acides aminés essentiels que nous ne savons pas fabriquer et dont nous avons besoin, mais uniquement si l'on consomme le blanc et le jaune.

Combien de personnes au régime se « shootent » littéralement aux blancs d'œufs pour maigrir, certains régimes préconisant par exemple une omelette faite avec 6 blancs d'œufs et 1 jaune au petit déjeuner… Beurk ! Aucun résultat durable sur la perte de poids n'est à signaler bien entendu, mais vous vous retrouvez avec un bon écœurement des œufs !

« Il faut jeter le jaune car c'est plein de gras. »

Aïe ! aïe ! aïe ! quel malheur ! Surtout ne faites pas cela car la partie la plus intéressante nutritionnellement est dans le jaune. Il contient des protéines de qualité qui équilibrent celles du blanc, du tryptophane qui est l'acide aminé essentiel le plus rare et le plus fragile et qui permet la synthèse de la sérotonine responsable de notre bonne humeur, de bons lipides insaturés (mais seulement si on a acheté de bons œufs), du cholestérol – mais ce n'est pas un problème –, du phosphore, du soufre, du fer, des vitamines diverses et variées (A, D, E et tout le groupe B) et aussi de nombreuses substances antioxydantes qui vont protéger du vieillissement nos yeux (lutéine), notre peau (carotène) et nos artères (cystéine, lécithine)…

Pour profiter au mieux de tous ces bienfaits, il faut donc consommer l'œuf en entier. Le blanc doit être cuit ou battu en neige, car s'il est cru notre intestin ne l'assimile pas, et le jaune encore liquide pour que le tryptophane et les vitamines ne soient pas en partie détruits par la chaleur. Les recettes idéales pour profiter de ses bienfaits sont l'œuf coque ou poché ou au plat ou alors… la mousse au chocolat maison (jaunes crus et chocolat fondu avec les blancs en neige !). Mais ne vous limitez pas à ces quelques idées de préparation car le jaune cuit n'est pas toxique et toutes les recettes sont possibles.

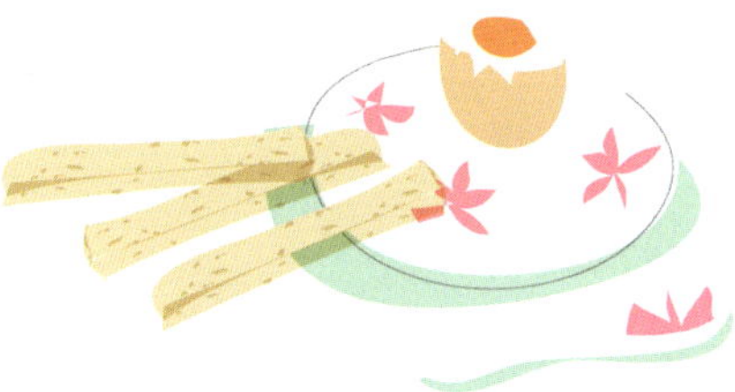

« Manger des œufs donne du cholestérol. »

Et bien non, en vingt-cinq ans de carrière, je n'ai jamais vu d'hypercholestérolémie (pardon, mais c'est le terme exact) due à une consommation importante d'œufs… Par contre, à une consommation trop importante de fromages, de charcuteries, de viande ou à la « malbouffe » en général, ça oui. Pourquoi ? Parce que le cholestérol provenant des aliments ne représente que 15 % de celui présent dans notre organisme et que nous fabriquons les 85 % restants au niveau de notre foie. Si le jaune est riche en cholestérol, il apporte par ailleurs – mais seulement si l'œuf est de bonne qualité – d'autres substances bénéfiques et protectrices comme la lécithine, la cystéine, des antioxydants et des oméga 3 qui participent activement à la régulation de son taux dans le sang et aussi plus largement à la protection cardio-vasculaire.

Je vais même vous confier un de mes secrets : si vous aimez les œufs, mangez-en un à la coque le matin le plus souvent possible et cela vous aidera à normaliser votre bilan sanguin. Non, non, ce n'est pas une blague ! Le foie fabrique le cholestérol le matin et si vous en avez « mangé » au petit déjeuner, il va s'en servir en priorité. Une consommation régulière aura pour effet de freiner progressivement la fabrication interne.

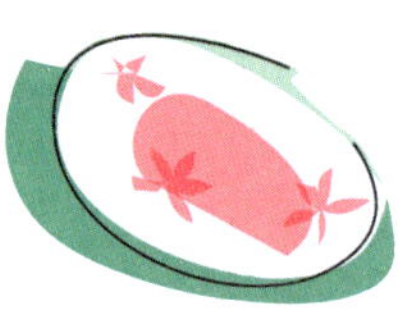

De l'eau en abondance

« Plus on boit d'eau, plus on maigrit. »

Pas vraiment, non, et cela peut même provoquer l'effet inverse. L'eau que l'on ingère est éliminée principalement par les urines grâce au travail des reins. Si, d'un jour à l'autre, vous vous mettez à en boire de grandes quantités, votre rein sera complètement désorienté, il ne saura plus où donner de la tête pour éliminer toute cette eau et du coup vous en stockerez une partie. Cette surhydratation peut alors provoquer des œdèmes dans tout le corps avec une l'impression d'être « tout gonfle » comme on dit à Marseille. Le seul moyen pour que tout rentre dans l'ordre est de diminuer très fortement l'apport hydrique afin que le rein reprenne son rythme quotidien et élimine le trop-plein. Ensuite, continuez à boire, mais d'une façon plus physiologique.

La plupart des régimes vous imposent des quantités astronomiques d'eau, bien sûr pour éliminer les déchets provenant de l'excès de protéines, mais aussi pour vous donner une impression de remplissage. Votre corps est plus intelligent que l'on ne vous laisse croire. Il fait tout de même la différence entre de l'eau et des aliments énergétiques, et des litres de liquide ne calmeront jamais une véritable faim.

« Je ne maigris pas, car je ne bois pas assez. »

Oui, parfois. Cela peut arriver car un apport hydrique insuffisant peut entraîner une légère déshydratation. Vous vous sentez fatigué car le rein a du mal à faire son travail normal d'élimination des toxines, des toxiques, des acides et des minéraux, faute de ce merveilleux solvant qu'est l'eau. Perdre du poids, même sans faire de régime farfelu, augmente la quantité de déchets en général. Alors, entre boire trop et ne boire quasiment rien, il y a un juste milieu qu'il vous faut impérativement trouver.

Un secret pour y arriver : compter chaque jour le nombre de fois où vous allez aux toilettes. 4 à 7 fois, c'est bien, mais pas plus et pas la nuit (sauf une fois de temps en temps). Et puis, la couleur est importante aussi. Je sais, avec les blocs WC qui rendent l'eau bleue, c'est difficile ! L'urine doit être jaune clair : si elle est plus foncée, vous ne buvez pas assez ; si elle est très claire, il faut diminuer les quantités.

« Quand j'ai faim, je bois de l'eau et ça passe. »

Dans certains cas, si votre faim est calmée par de l'eau qui n'apporte aucun nutriment énergétique, c'est que ce n'était pas une « vraie » faim, c'est-à-dire celle déclenchée par une baisse de « carburant », mais plutôt une sensation physique de manque, provoquée par diverses émotions comme par exemple la peur, la colère ou le chagrin. Le soulagement de l'émotion est obtenu par le remplissage de l'estomac, que ce soit avec de l'eau ou des aliments énergétiques, le but étant simplement de combler le vide.

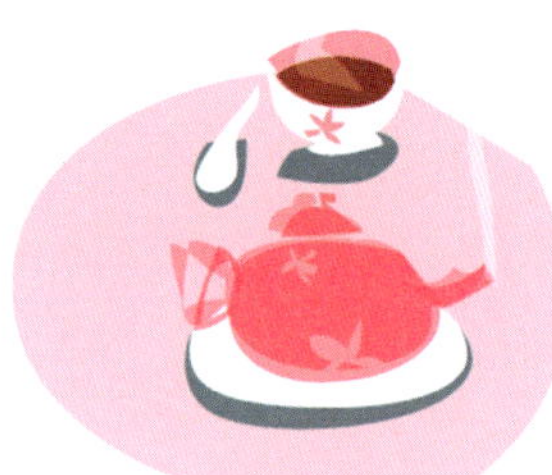

Et l'alcool ?

« Il faut arrêter de boire de l'alcool pour maigrir. »

Non, car à doses modérées, l'alcool ne fait pas grossir. L'alcool apporte des calories (7 kcal/g) et possède donc un pouvoir rassasiant tout comme les aliments. Mais attention, la plupart des boissons alcoolisées sont dépourvues de nutriments, elles ne peuvent en aucun cas remplacer les aliments. Si vous êtes bien à l'écoute de vos sensations, un verre de vin, une coupe de champagne ou un whisky pris en apéritif modère votre appétit. Mais si vous n'êtes pas à l'écoute, vous mangez tout autant au repas, donc trop, et c'est ainsi que vous grossissez. Si une consommation modérée de vin ou de bière peut avoir des effets bénéfiques sur la santé, il ne faut pas oublier que l'alcool peut devenir très vite dangereux dès lors que la consommation est importante et régulière. Donc prudence et modération ! Sachez rester dans le plaisir d'un apéritif en bonne compagnie ou d'un verre de vin en accompagnement d'un bon petit plat.

« La bière fait plus grossir que le vin. »

Plutôt oui, mais tout dépend de la fréquence et de la quantité consommée. Une bière (25 cl) bue avec plaisir et de temps en temps n'a aucune incidence sur le poids et apporte même des éléments nutritifs comme des levures riches en vitamines du groupe B, des minéraux, des oligo-éléments, des antioxydants et bien sûr des glucides. Mais ces derniers ont un index glycémique plus élevé que le sucre blanc, donc si la bière est consommée régulièrement, en grande quantité et surtout en dehors des repas, elle aura tendance à favoriser la prise de poids, en particulier autour du ventre. La bière est une boisson alcoolisée et doit donc être bue avec modération.

Privilégiez les bières artisanales et le conditionnement en bouteilles car la qualité et leur goût sont bien meilleurs. Et puis, si vous aimez la bière, rien de tel qu'un bon « demi » en terrasse entre amis et au soleil pour se sentir (presque) en vacances !

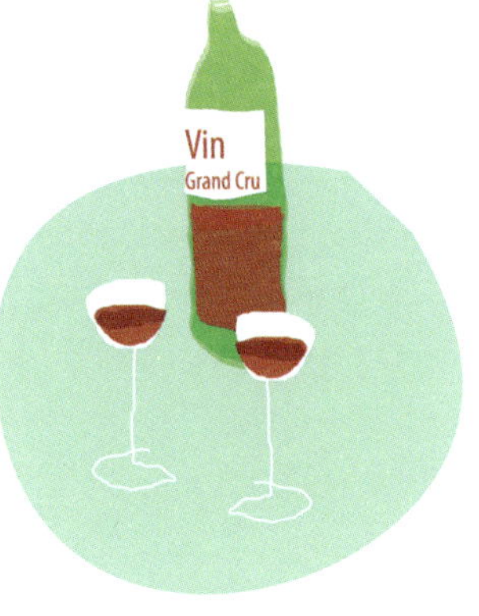

Des « allégés » pas si légers

« Les produits allégés, c'est bon pour la ligne. »

Pas vraiment, non, car depuis quelques années, différents produits allégés ont vu le jour, et leur nombre ne cesse d'augmenter : allégés en sucre, allégés en graisses, sans sucre, light, zéro… Pourtant, les problèmes de poids sont toujours là et même en constante augmentation. Les produits allégés sont théoriquement plus légers en calories et encore, la différence est souvent infime voire inexistante, comme pour le chocolat.

Par contre, ils sont très lourds en additifs de toutes sortes car il faut bien essayer d'imiter l'aspect et la texture du « vrai » produit et la liste suivante n'est malheureusement pas exhaustive : émulsifiants divers et variés pour donner de la tenue, arômes pour renforcer ou essayer de retrouver le goût du produit d'origine (arôme « beurre », par exemple, dans un beurre allégé), colorants pour redonner de la couleur (un flan allégé est coloré en jaune pour faire croire qu'il contient de l'œuf), édulcorants de synthèse (aspartame, acésulfame-K, sucralose) pour « sucrer » mais sans calories, édulcorants de charge comme les polyols (maltitol, xylitol, sorbitol, lactitol) pour la texture et le goût… Que de substances inutiles et bien souvent néfastes pour notre santé !

Et puis, même si les industriels manipulent de mieux en mieux la chimie, rien ne remplacera le produit original. Ces produits allégés ne seront jamais réellement agréables au goût car nos papilles sont flattées d'abord par le gras, ensuite par le sucre et certainement pas par des molécules chimiques, nous le verrons.

« En utilisant des édulcorants, je vais maigrir plus facilement. »

Non, et pour preuve : depuis l'autorisation de la commercialisation des édulcorants en vente libre à la fin des années 1980, et surtout de leur introduction dans les produits industriels, le nombre de personnes en surpoids n'a cessé d'augmenter.

Les édulcorants sont des molécules chimiques qui possèdent un goût sucré mais qui n'apportent aucune calorie. Le problème, c'est que nos papilles ne savent pas faire la différence entre du vrai et du « faux » sucre et sont complètement dupées par ces substances. Notre corps va alors se comporter comme s'il devait assimiler de vrais glucides, stimuler tout le système digestif et particulièrement la sécrétion d'insuline qui fait baisser le taux de sucre dans le sang. Ces produits ne contenant aucun glucide, vous vous retrouvez donc en hypoglycémie faute de sucre, ce qui vous donne faim et vous incite à manger. Chez les gros consommateurs d'édulcorants cela peut même se faire de façon compulsive.

À force d'absorber ces substances, votre organisme devient méfiant dès qu'il rencontre le goût sucré. Il ne sait jamais à qui il a affaire, le vrai ou le faux ? Il a alors tendance à sécréter régulièrement moins d'insuline et cette résistance à l'insuline peut parfois entraîner des perturbations de l'équilibre glycémique.

« L'aspartame n'est pas dangereux. »

Bien sûr que si, malgré les discours contradictoires qui nous embrouillent. Que de controverses à son sujet ! Certaines études (pas toujours indépendantes !) attestent de son innocuité, d'autres reconnaissent un danger certain.

L'aspartame est un produit de synthèse, un additif (E951) et n'est en rien naturel même si deux de ses composants sont des acides aminés et se trouvent dans notre alimentation courante. Il est formé de trois constituants :

40 % d'acide aspartique, 50 % de phénylalanine et 10 % d'ester de méthyle. Ce dernier se transforme à 30 °C dans notre organisme en méthanol (alcool de bois) puis en formaldéhyde (formol), acide formique et DKP, tous puissamment toxiques, particulièrement au niveau du cerveau.

On reconnaît à l'aspartame jusqu'à 92 effets secondaires dans de nombreux pays ! Alors arrêtons de nous voiler la face, l'aspartame ainsi que les autres édulcorants de synthèse, acésulfame-K (E950), cyclamate (E952), saccharine (E954), sont des substances potentiellement dangereuses, et encore plus si elles sont mélangées entre elles comme dans les sodas ou les chewing-gums.

Les édulcorants de synthèse sont donc à bannir totalement de notre alimentation quotidienne tout particulièrement en cas de grossesse et d'allaitement, ainsi que de celle de nos enfants. Revenons tout simplement à des aliments sucrants naturels, à la fois bons au goût et pour la santé.

« La stevia est un édulcorant naturel qui est sans danger. »

Sans danger peut-être pour la santé physique, mais pas pour le comportement alimentaire. Toute substance au goût sucré, mais n'apportant aucun glucide ni aucune calorie, aura tendance à perturber nos papilles gustatives et donc nos sensations de faim et de rassasiement.

La stevia (*Stevia Rebaudiana*) est une plante originaire d'Amérique du Sud, naturellement sucrée avec un goût assez prononcé de réglisse. La stevia verte, qui provient des feuilles broyées, a un pouvoir sucrant 15 fois supérieur à celui du sucre. On peut l'utiliser dans certaines recettes de dessert car elle donne un petit goût de réglisse délicieux.

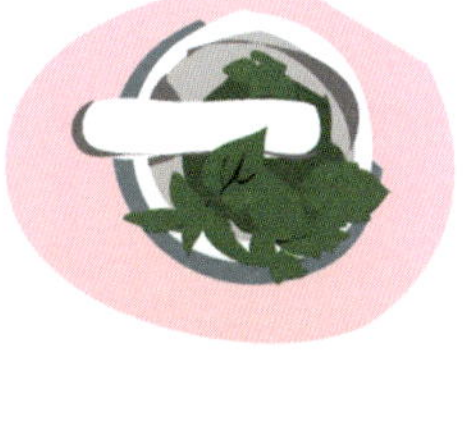

La stevia blanche, la plus vendue, est un produit bien différent du produit naturel puisqu'on a isolé le principe sucrant, la rébaudioside A (ou reb A) et il ne reste plus rien de la plante d'origine. Son pouvoir sucrant est très élevé, 300 fois supérieur à celui du sucre, et son goût ressemble aux édulcorants de synthèse. Personnellement, je déteste les « faux aliments » et tout particulièrement les édulcorants, parce que je ne vois aucun intérêt à les utiliser, même chez le diabétique à qui on peut conseiller des aliments sucrants naturels, mais toujours insérés au cours du repas pour qu'ils soient assimilés lentement. D'ailleurs, je peux vous dire que la plupart des diabétiques ne sont attirés par le sucre que parce qu'on le leur interdit ! Il suffit de leur redonner la possibilité d'en consommer pour que l'envie diminue voire disparaisse complètement !

« Il est possible de boire des sodas au cola "light" à volonté car ils ne font pas grossir. »

Oui, MAIS… En effet, dans un premier temps, vous ne grossirez pas puisque ces boissons ne contiennent pas de sucre donc aucune calorie. Mais les édulcorants de synthèse qu'elles renferment perturbent dans un deuxième temps le comportement alimentaire en augmentant les hypoglycémies, et donc la faim et les pulsions sucrées. Et puis surtout, ces boissons sont une véritable catastrophe pour la santé, principalement parce qu'elles contiennent de l'acide phosphorique, qui les rend encore plus acides que le vinaigre. Normalement, pour « tamponner » les effets de l'acidité d'un verre de soda au cola, il faudrait boire 28 verres d'une eau bicarbonatée type Vichy ! Comme c'est impossible, notre organisme s'acidifie et les principales conséquences sont l'installation d'un grand état de fatigue et surtout une déminéralisation au niveau des os et des dents. C'est déjà terrible pour un adulte, mais imaginez pour une femme enceinte ou un enfant ! Les boissons au cola, en version classique donc sucrées, doivent être bues seulement de façon occasionnelle car elles contiennent du sucre et de la caféine en quantité importante. Et surtout, rangez définitivement aux oubliettes toutes les versions sans sucre (light, zéro, max) !

« Si je reprends du vrai sucre, je vais grossir. »

Non, bien sûr. Il faut cependant le faire progressivement afin de réhabituer votre organisme à digérer et à assimiler de vrais aliments sucrants. Et puis, il est peut-être temps d'abandonner le sucre blanc qui n'apporte que du saccharose, car le raffinage l'a débarrassé de tous les autres éléments nutritifs intéressants présents naturellement dans la canne à sucre : minéraux, oligo-éléments, vitamines et fibres. Le sucre intégral – pas le sucre roux du supermarché qui est du sucre blanc recoloré avec du caramel – contient seulement 80 % de saccharose qui est assimilé plus lentement grâce à sa teneur en fibres.

Vous le trouvez sous diverses appellations qui correspondent à des modes de fabrication légèrement différents : sucre intégral, sucre complet, rapadura, mascobado, panela. Vous pouvez aussi utiliser d'autres aliments sucrants comme le miel ou le sirop d'érable et aussi le sirop d'agave, au goût assez neutre et intéressant pour sucrer le café.

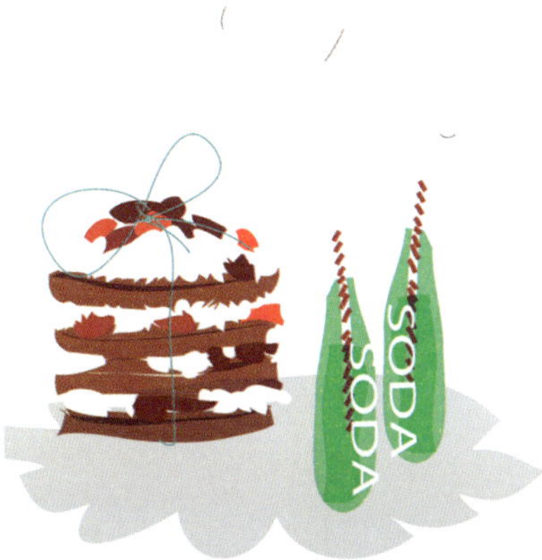

Le corps en mouvement

Pratiquer une activité sportive est certes un bon moyen de rester en forme. Mais attention aux abus et autres fausses bonnes idées. Il n'est pas indispensable d'en faire tous les jours pour être efficace. À vous de trouver ce qui vous convient et, surtout, d'adopter le bon rythme.

Bouger, bouger, bouger…

« *Il faut faire du sport pour maigrir.* »

La réponse est ni oui ni non. Cela dépend beaucoup de votre goût pour l'activité physique, de vos aptitudes pour le sport choisi et de votre condition physique du moment. Si vous n'aimez pas le sport et que vous ne trouvez aucun plaisir dans l'effort, mais vraiment aucun, le sport ne vous fera pas maigrir car cette contrainte supplémentaire vous donnera envie de compenser en mangeant. Si par contre, le sport est nécessaire à votre équilibre et que vous le pratiquez dans le plaisir, il vous « videra » la tête et vous permettra de gérer vos émotions négatives autrement qu'avec la nourriture. Des études ont prouvé qu'une activité physique régulière, même modérée, avait une incidence très positive sur le comportement alimentaire. La marche, par exemple, est particulièrement intéressante et à la portée de tous.

« *Le sport est bon pour ma santé.* »

Un grand oui et un petit non. Un grand oui si le sport choisi n'est pas traumatisant, qu'il est pratiqué de façon modérée, dans le plaisir, et que votre nourriture est suffisante et adaptée. À ce moment-là, le sport a des effets très bénéfiques au niveau du rythme cardiaque, de la tonicité des muscles, de la minéralisation des os, de la circulation du sang et du transit. Et puis, lors de l'activité physique, nous fabriquons des substances euphorisantes qui régulent notre humeur et permettent une meilleure adaptation aux situations stressantes.

Le petit non concerne les sports extrêmes qui présentent des risques de chutes ou de traumatismes comme la moto, le VTT, l'escalade, le ski, le surf… ainsi que la pratique très intensive du sport. Le corps est alors mis à rude épreuve. Les personnes qui pratiquent ce genre d'activités ont un grand besoin de sensations fortes, de poussées d'adrénaline comme on dit. Si vous faites partie de cette catégorie, assurez-vous d'avoir une alimentation adaptée, surtout dans la récupération après l'effort, qui permet à l'organisme de se « désacidifier ». Prenez également rendez-vous au moins une fois par an pour une « révision » chez l'ostéopathe et le médecin du sport.

« Si on ne fait pas de sport tous les jours, ça ne sert à rien. »

Ce n'est pas vrai du tout. Personnellement, je conseille de marcher le plus possible et tous les jours si vous pouvez. Ensuite, la fréquence des séances de sport s'adapte à votre rythme et vos possibilités, bien sûr. C'est pourtant un discours que mes patients entendent régulièrement, et en particulier dans les salles de sport !

Après avoir mis quelques mois à vous dire que reprendre le sport était nécessaire, et presque autant de temps à libérer un ou deux créneaux dans votre planning surchargé, vous décidez de vous inscrire dans une salle de sport car c'est le plus facile en cours d'année ou au printemps. Après bien des hésitations, vous finissez par y arriver, et à l'accueil, on vous dit gentiment « Si vous ne venez pas tous les jours ou au moins cinq fois par semaine, ça ne sert à rien ! ». Et là, patatras, vous repartez complètement démoralisé en vous disant que finalement vous n'y arriverez jamais !

Arrêtons ce genre de discours complètement faux, moralisateur et très culpabilisant. Comment fait-on quand on travaille, que l'on a des enfants, une vie de famille, et même une vie tout simplement ? Un cours ou une séance une ou deux fois par semaine me paraît très bien adapté. Et quoi qu'on en dise, faire du sport une à deux fois par semaine, c'est déjà bien.

... et éliminer

« Avec une activité intensive, on perd plus de poids car on transpire plus. »

Ah oui... mais ce n'est pas du « gras » que vous perdez, c'est de la sueur, donc de l'eau. Quand vous pratiquez une activité physique intense, surtout si vous n'avez pas ou plus l'habitude, vous transpirez beaucoup mais surtout vous êtes vite fatigué et donc vous ne « tenez » pas longtemps.

Or, si vous voulez mobiliser le « gras », il faut que l'effort dure un certain temps. En effet, pour fonctionner et donc se contracter, vos muscles utilisent successivement différents substrats énergétiques, d'abord l'ATP, puis la créatine-phosphate, puis le sucre sous forme de glycogène, et enfin seulement les graisses. Si l'effort est très intense, vous êtes essoufflé, fatigué, déshydraté avant même d'avoir utilisé les graisses et vous vous retrouvez rapidement très courbaturé car, dans ce type d'effort intense, le glucose utilisé par le muscle produit de l'acide lactique qui s'accumule et rend le muscle douloureux.

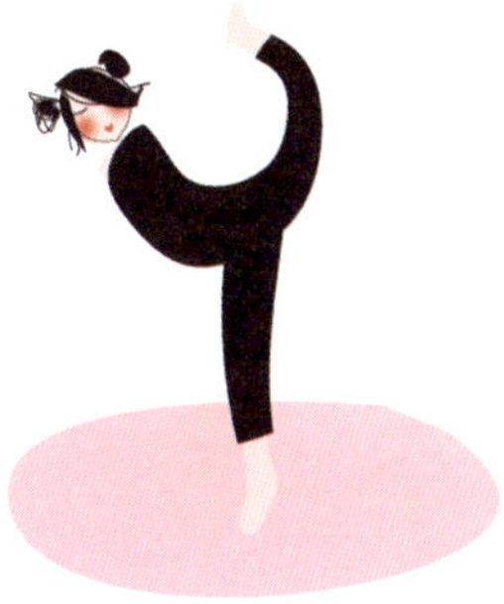

Alors, pour que vos muscles mettent en route le système qui mobilise les graisses – et donc que vos bourrelets fondent –, il faut que l'effort soit progressif, modéré et se fasse sur une longue durée, c'est-à-dire pratiquer l'endurance.

« Avec la marche, on ne peut pas perdre de poids, c'est trop doux. »

Et bien non, détrompez-vous ! Marcher pendant 30 à 40 minutes minimum permet aux muscles d'utiliser beaucoup plus les graisses qu'en courant pendant 15 minutes. Et plus vous marchez longtemps à un rythme moyennement soutenu sans être essoufflé (c'est important), plus le tissu adipeux sera mobilisé. Paradoxalement, c'est souvent plus facile à mettre en place et plus sécurisant quand on habite dans une grande ville. On peut aller facilement faire ses courses à pied, descendre du bus ou du métro une ou deux stations avant sa destination. En revanche, en vivant à la campagne, malgré un air pur bien plus agréable à respirer, les routes sont parfois dangereuses, mal éclairées et souvent inadaptées aux piétons. Quoi qu'il en soit, débrouillez-vous pour marcher, cela vous aidera à réguler votre poids et vos émotions.

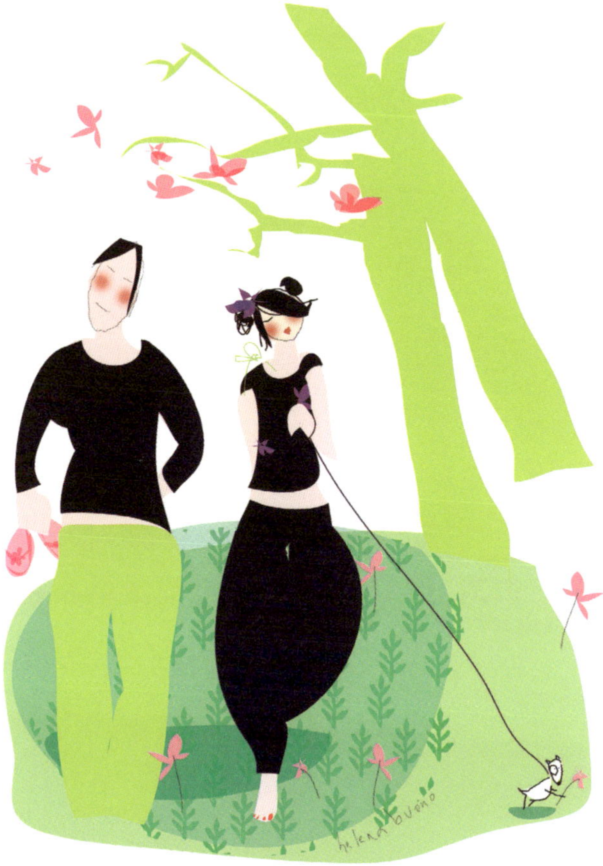
helena bueno

Moi, mon bébé, mes kilos...

Attendre un enfant est un moment très important et il faut accompagner votre grossesse au mieux, en prenant (ou en gardant !) de bonnes habitudes alimentaires, afin de ne pas tout chambouler. C'est un moment magique pour écouter votre corps.

Envie d'un bébé

« Il est préférable de perdre du poids avant une grossesse. »

Non, pas spécialement, mais tout dépend du contexte. Si le surpoids empêche le démarrage de la grossesse, il est nécessaire à ce moment-là de perdre du poids pour régulariser la fonction hormonale, mais sans restriction pour ne pas mettre le corps sur la défensive créant une situation de danger qui pourrait perturber l'ovulation. Si vous avez un surpoids et qu'il n'y a pas de contre-indication médicale, allez-y, n'attendez pas ! La grossesse est un moment privilégié pour se prendre en charge au niveau du poids et le bébé vous aidera en puisant dans vos réserves.

« J'ai très envie d'un bébé, mais je veux perdre tous mes kilos avant. »

Vraiment, non, et quand j'ai des patientes qui viennent me consulter en me disant cela, je leur réponds qu'à tout vouloir programmer, d'abord la perte de poids ensuite la mise en route du bébé, on se retrouve en échec sur tous les plans. Et quand on a très envie de devenir maman, attendre est difficile et douloureux. On peut alors ressentir la stratégie « perte de poids » comme une punition, ce qui entraîne un grand mal-être psychologique et peut bloquer l'amaigrissement.

Et puis vous pouvez être tentée de vous débarrasser de la corvée « perte de poids » en faisant un régime vraiment très strict car tant qu'à faire, autant aller le plus vite possible. Mais face à cette situation de grand stress et de grande privation, vos hormones féminines ne fonctionnent plus bien et vous n'arrivez pas à être enceinte. Du coup, vous gambergez, et moins vous avez le moral, plus vos hormones sont bouleversées et ainsi de suite. L'instinct maternel est plus fort que tout, alors écoutez-le sans vous poser trop de questions ! Et sachez vous entourer alors de personnes compétentes et de confiance.

« Les femmes minces sont plus facilement enceintes. »

Et bien, non. C'est parfois même très difficile pour les femmes très minces d'être enceintes, car le tissu adipeux, que nous détestons le plus souvent, mais qui est pourtant bien utile, sécrète des hormones féminines. Afin que notre cycle hormonal fonctionne bien et puisse assurer la mise en route d'une grossesse, un certain « stock » de graisses est nécessaire. Une perte de poids massive et rapide, qu'elle soit volontaire en cas de régime, ou involontaire à la suite d'une maladie, a tendance à bloquer l'ovulation.

Si le poids est très en dessous du poids de forme, les règles peuvent alors disparaître : c'est ce que l'on appelle l'aménorrhée. Cela empêche le démarrage d'une grossesse car elle pourrait mettre votre vie en danger. En reprenant du poids, en général tout rentre dans l'ordre. Ne maudissez donc pas sans cesse vos petites rondeurs, elles sont précieuses pour devenir maman plus facilement !

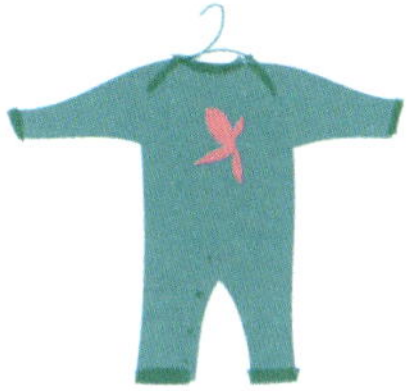

Oublier ma balance, penser à mon bébé

« La prise de poids idéale est de 9 kilos à raison de 1 kilo par mois et pas plus. »

Non, rien n'est vrai dans cette idée reçue, ni le nombre de kilos à prendre, ni sa fréquence. La prise de poids physiologique moyenne d'une grossesse pour un bébé d'environ 3,4 kg est de 12,5 kg et non pas 9 comme je l'entends toujours. Car pour faire ce joli bébé, beaucoup de choses changent, grossissent ou se rajoutent dans notre corps, comme le liquide amniotique, le placenta, le sang, l'eau et le tissu adipeux.

Pour ce qui est du rythme de la prise de poids, je l'aborde juste après, mais rappelez-vous que notre corps ne fonctionne pas comme une machine selon une cadence régulière, d'ailleurs les machines ne savent pas faire de bébé ! La prise de poids ne peut en aucun cas être programmée de façon identique chaque mois, tout comme d'ailleurs la perte de poids après l'accouchement ou en général.

« Grossir le premier trimestre de la grossesse est inutile, car le fœtus est tout petit. »

Et bien, non. Quand j'entends ce genre de phrase, cela me met très en colère. Le fonctionnement de notre corps est très subtil, tout particulièrement lors de la grossesse, et j'en suis d'ailleurs admirative.

Dès le début, le corps de la future maman « anticipe » et fait des réserves de nutriments en prévision du 3e trimestre, période où le développement du bébé est rapide et intense, ce qui demande beaucoup d'énergie et d'éléments nutritifs. Il est donc normal, et même souhaitable si vous êtes très mince, de prendre du poids dès le début de la grossesse. Par contre, si vous avez quelques rondeurs, cette prise de poids peut être légère voire inexistante, sans aucun danger, car les stocks sont déjà faits.

« Plus je suis ronde, plus je vais grossir. »

Mais là aussi, que d'angoisse à être enceinte quand on a des kilos en trop ! Ne vous inquiétez pas, en suivant les conseils de ce livre qui vous permettront d'écouter vos sensations, vous prendrez facilement moins de poids qu'une femme mince. Votre corps fera moins de réserves en début de grossesse, car il a déjà des « stocks de secours » et le bébé se servira à sa guise au dernier trimestre. Je pense très sincèrement que c'est la meilleure période dans la vie d'une femme pour réguler son poids car la motivation à s'occuper de soi est enfin présente ou bien plus grande.

L'allaitement : me nourrir, nourrir mon bébé

« Il est normal de garder des kilos après une grossesse. »

Non, pourquoi ? Ce n'est pas parce que plusieurs femmes de votre entourage : grands-mères, mères, sœurs, cousines ou copines ont gardé des kilos après leur grossesse que vous ferez de même. La prise de poids lorsque l'on est enceinte correspond à des besoins physiologiques bien précis : éléments nutritifs pour le bébé, réserves énergétiques pour assurer sa construction, pour le travail de l'accouchement et pour l'allaitement. Une fois que vous aurez accouché, ces réserves physiologiques vont disparaître progressivement sur plusieurs mois.

Il faut compter une année environ pour retrouver son poids et surtout ses formes, parfois un peu moins, parfois un peu plus. Quand le poids a du mal à redescendre et que plusieurs kilos ont tendance à s'accrocher, ce sont peut-être des kilos de « protection » : une grande fatigue, la culpabilité de travailler, le surmenage, l'impression d'être complètement débordée… Tout cela est très fréquent avec un bébé, nous avons chacune notre histoire et rassurez-vous, les kilos s'en iront quand les émotions seront apaisées !

« Allaiter fait grossir. »

Non, bien au contraire. Vous allez pouvoir utiliser les réserves, localisées le plus souvent au niveau des hanches et des fesses, que vous avez constituées pendant votre grossesse, afin d'assurer un bon allaitement quoiqu'il arrive. Durant une quinzaine de jours après l'accouchement et si votre prise de poids a été suffisante, la faim est en général diminuée ce qui vous permet de « déstocker » les réserves. Et plus vous avez pris de poids pendant cette période, moins vous aurez faim.

Malheureusement, de nombreuses femmes n'écoutent pas toujours cette sensation, en général par peur de ne pas avoir de lait ou d'en manquer. Cette peur est bien souvent transmise par la famille, l'entourage et même parfois par le personnel soignant. « Allez, il faut manger sinon vous n'aurez pas assez de lait » ou encore « Mangez sinon votre lait ne sera pas assez nourrissant ». Et bonjour la culpabilité ! Du coup, vous vous forcez quasiment à manger et vous grossissez. Un bon conseil : écoutez votre corps, soyez confiante et laissez faire la nature !

« *Il faut beaucoup manger en allaitant.* »

Oui et non. Tout dépend de votre prise de poids durant la grossesse. Fabriquer du lait, c'est un sacré boulot ! Cela demande des constituants nombreux et variés : des classiques (protéines, lipides, glucides, minéraux et vitamines) et des plus subtils (anticorps, facteurs de croissance, ferments lactiques…) et il nous faut beaucoup d'énergie pour fabriquer et transporter tout ça. Tant que l'on a des kilos à perdre, la faim reste modérée puis elle augmente quand les stocks sont épuisés.

Le plus simple est d'écouter son corps, d'une part les sensations alimentaires (la faim et le rassasiement) qui nous permettent d'adapter les quantités et, d'autre part, les envies spécifiques qui nous orientent vers des aliments riches en bons nutriments nécessaires à la lactation. Pas facile ? Certes, mais c'est pour vous expliquer tout ça que j'écris ce livre…

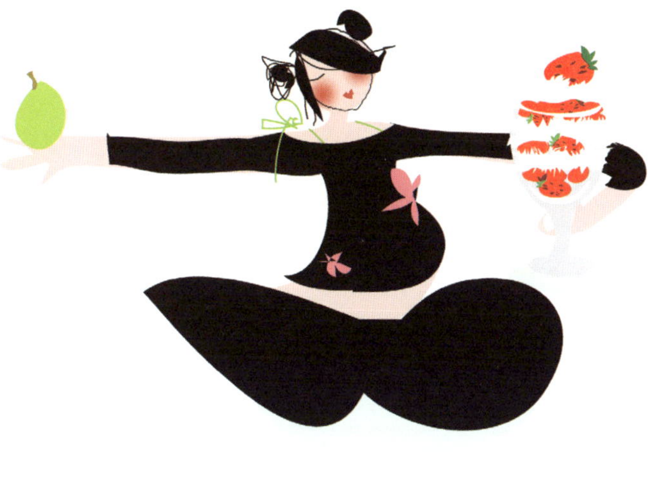

·2·

Manger sain et maigrir bien

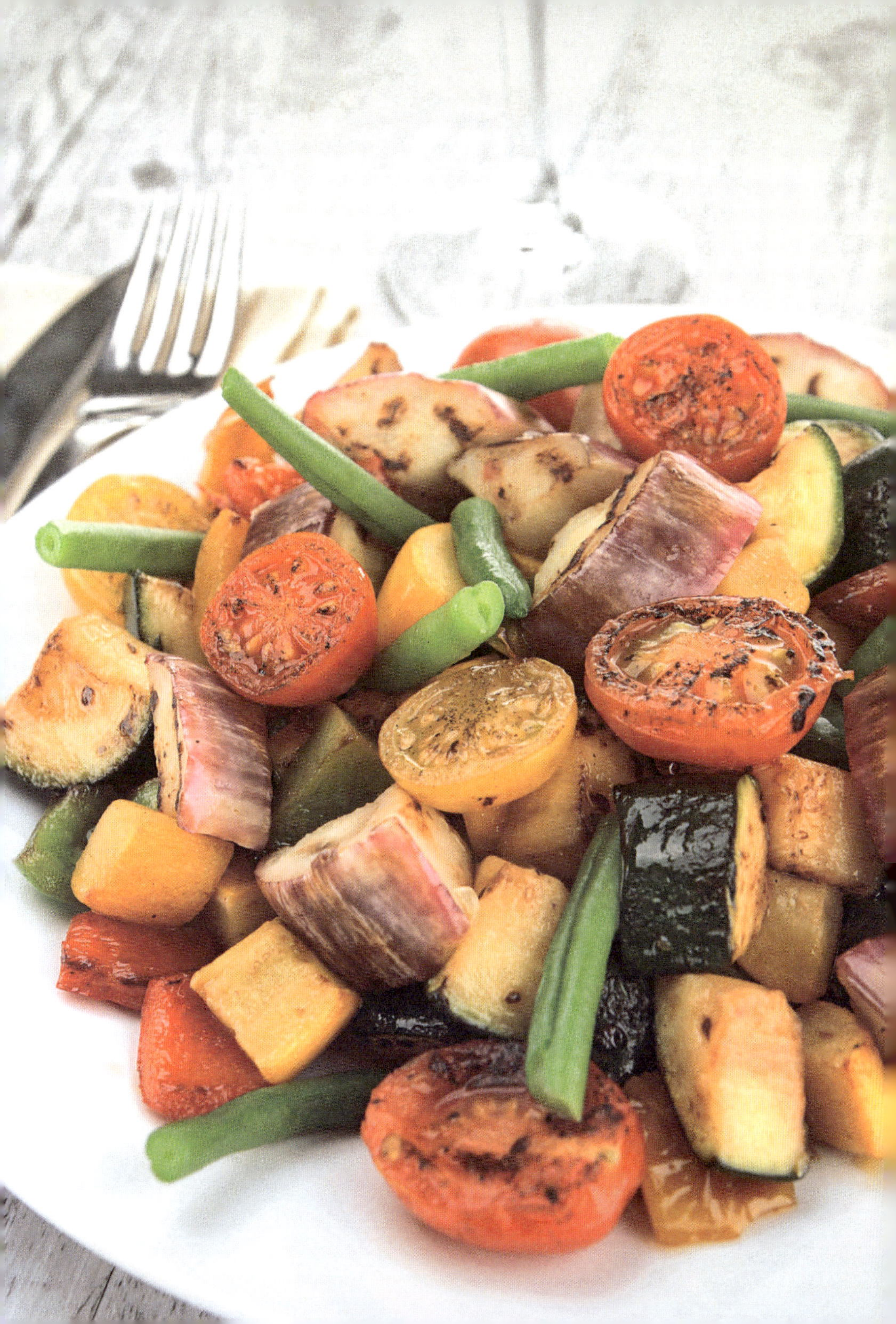

Le bon poids…

Vouloir perdre du poids à tout prix, est-ce toujours nécessaire ? De nombreuses études montrent que plus de la moitié des femmes sont insatisfaites de leur poids. Il suffit d'ailleurs de poser la question autour de soi pour le vérifier !

Un poids, des poids

En réalité, est-ce réellement notre poids qui nous dérange ou bien nos formes ? Parfois ce n'est ni l'un ni l'autre, nous nous sentons tout simplement mal dans notre peau, et nous ne nous voyons pas tel que nous sommes réellement. Maigrir est alors dangereux pour notre santé tant physiquement que psychologiquement.

Faisons donc le point !

Notre poids est en partie déterminé par le « bagage » génétique que l'on porte à la naissance. L'hérédité a une influence sur la composition de notre corps à l'âge adulte, et tout particulièrement sur la proportion de masse grasse, mais sans la déterminer complètement. Le poids dépend aussi du rapport entre les entrées d'énergie (ce que nous mangeons) et les sorties (ce que nous dépensons).

Nous sommes tous uniques et différents, nous acceptons que nos yeux, nos cheveux ou notre peau soient de différentes couleurs, c'est beaucoup moins évident avec le poids et les formes. Nous aimerions bien souvent pouvoir dessiner le corps de nos rêves, enlever un peu par-ci, gonfler un peu par-là. Mais notre corps n'est pas une pâte à modeler et il faut bien l'accepter, même si ce n'est pas toujours facile. La nature aime la diversité et il y a naturellement des corpulences maigre, mince, moyenne ou forte !

MON CONSEIL

Au printemps, on voit « fleurir » dans les magazines des régimes farfelus pour « perdre du haut » ou « perdre du bas ». Foutaise ! S'il est vrai que certains aliments favorisent la rétention d'eau (trop de crudités, de sel) ou la graisse abdominale (sucres rapides) donc la prise de poids à des endroits précis du corps, faire croire qu'en un mois un tel régime gomme toutes les rondeurs mal placées est franchement malhonnête !

L'indice de masse corporelle

Tout le monde a entendu parler de l'Indice de masse corporelle, IMC en français ou BMI (*Body Mass Index*) en anglais. Pour le déterminer, on divise le poids, en kilos, par la taille, en mètre, élevée au carré. Par exemple, si vous pesez 60 kg pour 1,65 m, votre IMC est de 60/(1,65 x 1,65), soit 22. La corpulence dite normale se situe entre 18,5 et 25. Au-dessus, il y a surpoids ; en dessous, il y a maigreur. Mais attention, l'IMC ne correspond pas à une notion de poids idéal, de forme ou d'équilibre, il permet seulement d'évaluer le risque statistique d'apparition de maladies liées à un excès ou à une insuffisance de poids pour des adultes de 18 à 65 ans.

Personnellement, je ne calcule quasiment jamais l'IMC de mes patients, que je considère dans leur globalité et non en fonction de leur poids et taille. Pour un même chiffre, certains individus paraissent maigres, d'autres ronds. C'est ainsi que certaines personnes très sportives et très musclées ont une IMC correspondant à une « obésité modérée » ! Si cela m'arrive de faire le calcul, ce sera ponctuellement pour resituer le poids d'une personne mince, très mal dans sa peau, et persuadée d'être en surpoids ou même obèse selon ses mots (ou ses maux !).

Valorisez vos atouts

Arrêtez de calculer quoique ce soit, essayez plutôt de découvrir ce qui est joli en vous, afin de le valoriser grâce au choix de vos vêtements, de votre maquillage, de votre coiffure… Prenez une feuille, faites deux colonnes, une « j'aime », l'autre « je n'aime pas », passez en revue tout votre corps, du sommet du crâne jusqu'aux orteils et complétez les colonnes au fur et à mesure. Vous serez étonné de constater que la colonne « j'aime » est bien souvent la plus remplie. Après, à vous de jouer ! Si vous aimez votre bouche, n'oubliez jamais de la souligner d'un rouge à lèvres ou d'un gloss, de beaux yeux seront rehaussés d'un mascara ou d'un trait d'eye-liner, un décolleté met en valeur les seins, comme le vernis à ongles embellit les doigts des mains et des pieds, un chignon ou les cheveux relevés met à jour un cou bien dessiné, une jolie nuque… Tout comme un magicien, attirez le regard vers ce qui vous avantage ! Et cela vous redonne confiance.

Poids idéal ou poids de forme ?

Nous rêvons tous (ou presque) de ce poids idéal, ce chiffre bien souvent imaginaire et même inatteignable, qui ferait de nous une femme ou un homme parfait, conformément aux normes de la société actuelle. L'idéal de minceur est devenu une véritable idéologie dans nos sociétés modernes.

Mais le poids idéal existe-t-il vraiment ? Honnêtement, non.

On peut essayer de le calculer à l'aide de toutes les formules existantes, et même en inventer d'autres, pourquoi pas. Ce calcul ne vous correspondra jamais sur un plan individuel, car aucune formule ne tient compte de votre ossature, de votre morphologie ou de votre âge, donc de VOUS, tout simplement.

Je n'aime pas cette notion de poids idéal, je parle plutôt de poids de forme ou d'équilibre et même si le terme anglophone de « *set-point* » est maintenant largement utilisé par les médecins, je reste fidèle à l'expression française !

Contrairement à une prise de sang qui permet de vérifier que notre taux de glucose est d'environ 1 g/l, un thermomètre que notre température se situe autour de 37 °C, ou un tensiomètre que notre tension artérielle est de 13/8, il n'existe réellement aucun instrument, ni aucun moyen de mesurer le poids de forme. Notre organisme a la capacité de maintenir un bon nombre de ses constituants à un taux constant, c'est ce que l'on appelle l'homéostasie.

Mais justement, le poids n'est pas une constante. Il subit des variations normales tout au long de notre vie, en fonction de notre histoire, de notre état de santé ou de notre environnement et « grimpe » régulièrement avec les années. Quand je demande à mes patients s'ils connaissent leur poids de forme, tous ont une idée assez précise du chiffre, vous vous connaissez mieux que vous ne le pensez, mais vous avez du mal à l'exprimer car ce n'est pas toujours le poids que vous aimeriez avoir.

Le poids de forme ou d'équilibre n'est donc pas forcément le poids idéalisé. C'est celui que l'on possède naturellement en mangeant d'une façon régulée, c'est-à-dire en respectant ses sensations alimentaires que sont la faim et le rassasiement. À partir de cette valeur d'équilibre, si vous grossissez, c'est que vous mangez trop par rapport à vos besoins énergétiques, et si vous perdez du poids, c'est que votre apport alimentaire est inférieur à vos besoins physiologiques.

Descendre en dessous de votre poids de forme est possible, mais le maintenir vous oblige à vivre continuellement avec la sensation de faim. Supporter une situation de contrôle permanent est très difficile, surtout à long terme, même si certaines personnes y arrivent mieux que d'autres. C'est la principale raison de l'échec de TOUS les régimes amaigrissants à long terme.

Faut-il se peser ?

Ah, la balance, cet objet diabolique avec lequel les femmes ont parfois de curieux rapports, du simple mépris à l'attachement, en passant par une véritable obsession. Combien de fois une pesée matinale a littéralement anéanti votre moral et du coup gâché votre journée ! La balance permet de mesurer le poids, c'est-à-dire l'ensemble que forment la masse grasse, la masse maigre et l'eau. Comme nous l'avons vu, les variations physiologiques sont normales et parfois même importantes notamment pour l'eau. Le poids varie donc constamment. Dans la journée bien sûr, en fonction de ce que l'on a bu, mangé ou « transpiré », mais aussi d'un jour à l'autre pour diverses raisons physiologiques, comme les fluctuations hormonales du cycle féminin. Avant les règles, on gonfle donc tout va mal, après les règles, on dégonfle et tout va mieux !

On peut donc se demander sérieusement si se peser est réellement judicieux. Parce qu'après tout, ce que vous voulez, c'est vous sentir mieux dans votre jean préféré, remettre la petite robe de l'été dernier. En fait, ce que vous voulez, c'est perdre en volume c'est-à-dire une, deux ou plusieurs tailles de vêtement. Alors, faut-il se peser ? Ma réponse est plutôt non car l'expérience me montre que le passage sur la balance est un moment très déstabilisant et douloureux. Ce n'est pas pour autant qu'il faut faire l'autruche.

Le test du vêtement

Mettez de côté votre balance et préférez le « test du vêtement ». Pour cela choisissez un vêtement que vous aimez tout particulièrement et qui vous serre un peu au départ (j'ai bien dit un peu, pas 2 tailles de moins !). Dans les jours qui suivent, faites des essayages réguliers pour juger des résultats. Au fur et à mesure, vous sentez que vous mincissez puis quand vous pouvez enfin monter la fermeture éclair, fermer le bouton, quel bonheur ! C'est tout de même plus agréable que de monter sur un pèse-personne, non ?

Balance et balance

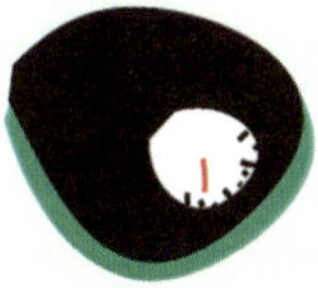

L'impédancemétrie permet de mesurer les pourcentages en eau, muscle et graisse de votre corps, avec plus ou moins de précision selon le type d'appareil et son prix. Il faut tout de même savoir que plus la mesure sera précise, plus vous serez catastrophé par ce poids dont la fluctuation vous obsède déjà tant ! Personnellement, je ne vois aucun intérêt à ce type de mesure dans une démarche globale de gestion du poids, sinon de vous mettre le moral à zéro. Dans mes consultations, neuf patients sur dix ne souhaitent pas connaître leur poids à cause de la souffrance engendrée par le simple fait de se peser. Vous comprenez donc ma réticence à utiliser des outils encore plus précis. Évitez donc ce genre de pèse-personnes, véritables instruments de torture, et boycottez totalement la version parlante !

Le poids de forme

Dame Nature nous a dotés d'un poids de forme ou d'équilibre dépendant principalement de notre génétique, de notre alimentation ou notre vécu. Quoi que l'on essaie de faire, nous aurons toujours tendance à revenir à cette valeur de stabilité pondérale. Alors plutôt que de chercher à atteindre un poids qui ne correspond pas à notre morphologie et à notre mode de vie, en se bagarrant parfois durant des années pour 2 ou 3 kg seulement, mieux vaut essayer de retrouver et de maintenir notre poids de forme. Pour cela, écoutons nos sensations alimentaires et adoptons une bonne hygiène de vie, le tout, bien sûr, avec plaisir ! Nos ancêtres luttaient pour conserver une corpulence compatible avec leur vie et la survie, nos enfants et petits-enfants batailleront pour ne pas être en surpoids.

Questions de morphologie

L'enfant

Avant la puberté, la graisse est répartie de la même façon chez les petits garçons et les petites filles. Ne vous affolez pas si votre jeune garçon de 8-10 ans a de la cellulite sur le ventre ! C'est normal, même s'il n'est pas en surpoids, il a encore son ventre de bébé ! Tout va changer avec le chamboulement hormonal de la puberté car ce sont les hormones sexuelles masculines et féminines qui déterminent la localisation de la masse grasse.

L'homme

Chez les hommes, pour ce qui est du tissu adipeux, les hormones sont plutôt sympas avec eux. Elles vont « booster » la fabrication de muscle et diminuer la quantité de cellules adipeuses au niveau des fesses et des hanches. Mais en cas de surpoids ou avec l'âge, le stock de cellules adipeuses se fait de préférence au-dessus du nombril ce qui donne une forme de pomme : épaules, poitrine, ventre… la fameuse bouée ! La localisation du « gras » à cet endroit du corps favorise plutôt les problèmes cardio-vasculaires et le diabète.

La femme

Chez les femmes, les hormones ont tendance à stimuler la fabrication de cellules adipeuses plus grosses, offrant une meilleure capacité de stockage sur les hanches et les fesses. La silhouette de la femme évoque plus souvent une forme de (jolie) poire, les réserves sont localisées surtout dans le bas du corps alors que le haut du corps est plutôt menu et le ventre plat (ouf !).

Des formes trop généreuses favorisent fréquemment une mauvaise circulation du sang au niveau des jambes et des soucis mécaniques des genoux et des hanches.

Avec l'âge, nos formes évoluent, c'est physiologique. La masse maigre diminue, la masse grasse augmente, et malheureusement nos chères cellules adipeuses ont une fâcheuse tendance à déménager. Chez les femmes, elles délaissent bras et cuisses au profit du ventre qu'elles apprécient particulièrement. Faire du sport limite ce phénomène, en maintenant une certaine tonicité musculaire et reste bénéfique pour votre santé, mais cela ne pourra en rien l'empêcher complètement. Le vieillissement du corps est ainsi programmé et il est inéluctable.

Une morphologie harmonieuse

Certaines personnes grossissent naturellement « de partout ». On retrouve des formes généreuses au niveau des seins, du ventre, du bassin et des cuisses, la silhouette est plutôt harmonieuse et la perte de poids souvent plus facile. Au moment de la ménopause, le corps stocke aussi de partout, mais le mécanisme est différent. La sécrétion d'hormones féminines diminuant, le corps se « masculinise », le tissu adipeux va plutôt se développer au-dessus du nombril, mais celui situé en dessous ne fond pas pour autant... Dommage !

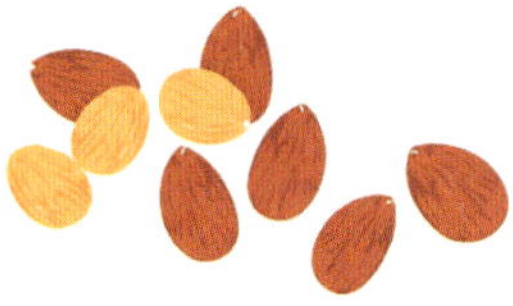

Masse maigre, masse grasse et masse hydrique

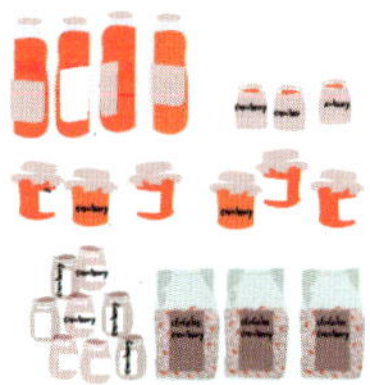

Notre corps est formé de trois « compartiments » : la masse grasse formée par le tissu adipeux, la masse maigre qui comprend la peau, les muscles, les os et les organes (foie, cœur, rein…) et la masse hydrique, c'est-à-dire l'eau contenue dans les cellules et celle qui circule à l'extérieur de nos cellules.

La masse maigre est relativement stable et une diminution présente même un risque pour la santé. Le tissu adipeux, lui, a une fonction de réserve et sa fluctuation est normale. La teneur en eau de notre organisme peut subir des variations physiologiques parfois importantes.

La masse grasse

Le tissu adipeux est toujours considéré avec dédain voire répugnance. Ce « gras » est inconciliable avec l'image de minceur souhaitée et véhiculée (par les femmes d'ailleurs) depuis les années 1960. Or, il est très utile pour notre organisme et a de nombreuses fonctions bénéfiques. Alors enterrons la hache de guerre ! Ce n'est qu'en excès important que le tissu adipeux pose problème.

Le développement du tissu adipeux commence à la fin de la vie intra-utérine, se poursuit la première année de vie et reprend au moment de la puberté : les cellules se multiplient puis elles se remplissent et donc grossissent. Chez l'adulte, les cellules adipeuses continuent à se multiplier (eh oui, je sais, c'est une mauvaise nouvelle !) dès lors que leur capacité de remplissage est maximale et qu'il reste des graisses à stocker. Et c'est malheureusement bien souvent la répétition de régimes restrictifs suivis de reprise de poids, le fameux « effet yo-yo », qui en est responsable.

Le tissu adipeux est la première réserve énergétique de l'organisme, sa fonction naturelle est le stockage des graisses qui va nous permettre de continuer à « carburer » en toutes circonstances et particulièrement en situation de manque. Nos chères cellules adipeuses se trouvent essentiellement sous la peau, mais aussi dans l'abdomen, autour des organes et, comme nous l'avons vu, la localisation du tissu adipeux est différente chez l'homme ou la femme. C'est lui qui permet la production de chaleur, donc le maintien de notre température corporelle à 37 °C.

Voilà pourquoi nous avons besoin de manger plus gras et plus riche en hiver et que nous apprécions particulièrement à cette saison les bons petits plats mijotés et les gratins. Avez-vous déjà eu envie d'une raclette ou d'une tartiflette après une journée à la plage ? Non, et c'est normal, donc pas de culpabilité !

Le tissu adipeux a aussi de multiples facettes. Il produit plusieurs dizaines d'hormones, certaines très bénéfiques et protectrices, d'autres au contraire aux effets délétères, d'où la règle du juste milieu : ni trop, ni pas assez ! Nos bourrelets – petits ou grands – vont aussi nous protéger mécaniquement des différentes agressions physiques (chutes, coups). C'est enfin une protection émotionnelle extrêmement puissante, expliquant pourquoi perdre du poids peut ressembler à un véritable parcours du combattant.

MON CONSEIL

Cellulite sur les cuisses, le ventre, les hanches… frottez les parties infiltrées (pas trop fort tout de même) tous les jours sous la douche avec un gant exfoliant en fibres naturelles. Cela active la circulation, permet un meilleur drainage des tissus et désinfiltre les tissus. Et en gommant les cellules mortes, cela vous donnera en plus la peau toute douce !

La masse maigre

Souvent on l'aime bien parce qu'elle est associée aux muscles donc à la tonicité, la force, la santé. La masse maigre est constituée de cellules, d'eau et de minéraux. Ce sont les muscles, mais aussi les organes et les os. Elle varie peu et c'est tant mieux, car notre santé serait en danger. Au fil des ans, le poids des organes ne bouge pas (même en prenant la grosse tête !), l'os se déminéralise légèrement, c'est surtout la masse musculaire qui peut subir des variations en « plus » ou en « moins ».

On peut se muscler en faisant de l'exercice, mais les kilos gagnés ne se comptent pas par dizaine. Avoir une activité physique régulière permet de garder une certaine tonicité musculaire, mais aussi de maintenir une bonne minéralisation des os. L'activité physique ralentit aussi la perte de masse musculaire liée à l'âge, mais ne peut malheureusement pas l'empêcher complètement.

MON CONSEIL

Pour éviter que la masse grasse ne prenne le dessus, saisissez toutes les occasions de bouger. Par exemple, monter les escaliers à pied au lieu de prendre l'escalator. On connaît tous ce conseil, mais le mettons-nous vraiment en pratique ? Pourtant c'est facile (sauf avec une valise ou un caddy plein de provisions, bien entendu !), ce n'est pas cher et ça nous rapporte gros au niveau tonicité des fesses, des cuisses, des mollets et du souffle !

La masse hydrique

L'organisme ne possède pas de réserve en eau, alors que l'hydratation des tissus est une nécessité. Deux tiers de notre eau corporelle se trouvent à l'intérieur des cellules et un tiers « circule » à l'extérieur des cellules dans tout le corps. On « baigne » littéralement dans une quantité importante d'eau ! Les teneurs évoluent avec l'âge, l'eau représente 75 % de notre poids à la naissance puis 55 à 65 % à l'âge adulte et environ 50 % quand on est âgé. Bien sûr, il existe des variations d'une personne à l'autre, qui vont surtout dépendre de la composition du corps.

Le tissu adipeux contient peu d'eau, 15 % seulement, alors que la teneur moyenne des autres tissus est de 75 %. Donc plus on est musclé, plus notre corps est riche en eau et inversement.

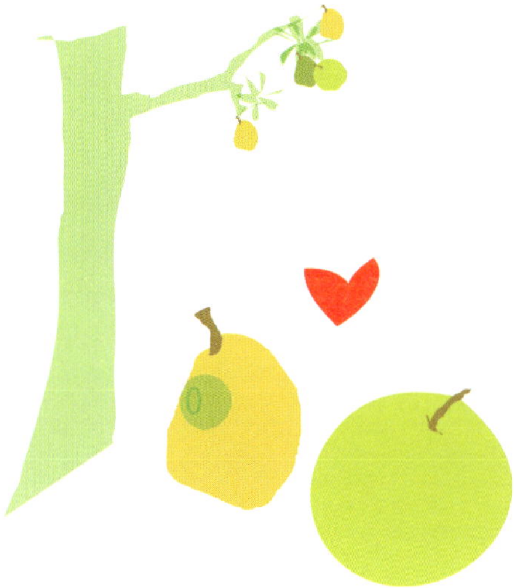

Homme/femme : la parité impossible

La femme stocke deux fois plus facilement les graisses que l'homme car depuis des milliers d'années, et jusqu'aux siècles derniers, elle devait constituer suffisamment de réserves pour pouvoir faire face à une grossesse et à un allaitement en période de disette. À cela s'ajoute une programmation naturelle à « résister au manque » qui est plus marquée, ce qui rend la perte de poids malheureusement toujours plus difficile et plus lente que chez un homme.

MON CONSEIL

Pour tonifier naturellement votre poitrine mesdames, apprenez à accrocher votre soutien-gorge par-derrière, au lieu de l'accrocher devant puis de le faire tourner avant d'enfiler les bretelles. C'est un exercice simple et quotidien qui permet de tonifier tous les muscles de la ceinture pectorale assurant le soutien naturel de la poitrine.

L'homme, lui, est naturellement plus musclé et plus maigre. En effet, nos ancêtres étaient des « chasseurs-cueilleurs ». Ils se nourrissaient des proies qu'ils chassaient et des végétaux qu'ils cueillaient ou ramassaient (baies, fruits, légumes, racines). Ils ne pouvaient pas être gros car le surpoids aurait été un handicap à leur fonction de chasseur et de guerrier. Seul le chef était « gras », car le fait de manger à sa faim prouvait son habileté et sa force. Bien sûr, la situation a beaucoup changé depuis, la nourriture est maintenant facilement disponible et beaucoup plus abondante – trop d'ailleurs pour certains – mais malgré cela, l'homme grossit moins vite et perd plus facilement que la femme. Ce n'est pas juste, mais bon…

Nous ne pouvons donc pas avoir le même corps. Nos cellules ont une mémoire génétique, elles sont ainsi programmées par des milliers d'années d'adaptation. Une femme, même mince, sera toujours plus « grassouillette » qu'un homme car elle a le pouvoir (formidable !) de procréation. À l'inverse, un homme, même s'il ne fait jamais de sport, sera toujours plus musclé qu'une femme. Alors messieurs, arrêtez de vous vanter de vos exploits pour ce qui concerne la perte de poids, remerciez plutôt Dame Nature qui vous aide bien sur ce coup-là !

Ma préparation « maison » : huile bio anti-capiton pour le corps

Pour cette préparation cosmétique, j'utilise une huile de macadamia alimentaire que j'achète en magasin bio, elle est moins chère que l'huile cosmétique, l'odeur est très bien masquée par les huiles essentielles et le reste de la bouteille finit… dans mes salades, un vrai délice !

Les huiles essentielles (HE), choisies avec les conseils d'une aromathérapeute, décongestionnent, désinfiltrent les tissus et favorisent la circulation veineuse.

Le patchouli n'est pas indispensable mais renforce l'action et sent terriblement bon… si on aime, bien entendu, ce qui est mon cas !

Pour un flacon de 125 ml (verre teinté en pharmacie) :

- 100 ml d'huile vierge de macadamia bio (6 à 7 cuillères à soupe) ;
- 5 ml d'huile de germe de blé (1 cuillère à café) ;
- 60 gouttes d'HE de cyprès ;
- 60 gouttes d'HE de genévrier ;
- 60 gouttes d'HE de pamplemousse ;
- quelques gouttes (5 à 10 maxi) éventuellement d'HE de patchouli.

Appliquer matin et/ou soir sur les zones à traiter pendant 3 semaines minimum, de préférence en sortant de la douche, c'est plus facile sur une peau légèrement humide.

Attention : ne pas appliquer en cas de grossesse, de cancer hormono-dépendant et avant exposition au soleil. En cas de doute n'hésitez pas à demander à votre médecin.

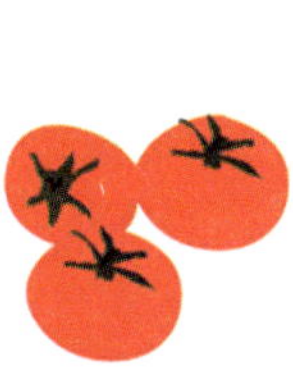

Mon corps a faim d'énergie

Contrairement aux idées reçues, c'est avec un corps bien nourri, plein de vitalité, que vous serez dans les meilleures conditions pour perdre du poids. D'où l'importance, au quotidien, de manger des aliments sains et goûteux qui apportent plaisir, énergie, nutriments et micronutriments.

Les protéines

Qu'est-ce qu'une protéine, de quoi est-elle composée ?

Les plus petits constituants des protéines s'appellent les acides aminés. Il en existe une vingtaine, mais notre organisme ne sait pas fabriquer huit d'entre eux. On les appelle les acides aminés essentiels, c'est notre alimentation qui doit nous les fournir quotidiennement. Les autres peuvent être synthétisés, principalement à partir des glucides si l'alimentation n'en apporte pas assez. Si l'on comparait les acides aminés à des wagons, les protéines seraient des trains, de très longs trains d'ailleurs ! La nature des wagons et leur ordre dans le train sont très précis et spécifiques à chaque espèce, animale ou végétale.

À quoi servent-elles ?

Ce sont des matériaux de construction mais pas seulement. Les protéines sont souvent comparées à de véritables « briques » pour notre corps, à juste titre puisqu'elles font partie intégrante de toutes les parties de celui-ci : peau, tendons, muscles, organes et os. Elles représentent en effet 50 % du poids sec de nos cellules.

Elles interviennent aussi de façon plus subtile dans le fonctionnement du corps. Elles favorisent toutes les réactions biochimiques, permettent la contraction musculaire, participent à la régulation hormonale et au système immunitaire, aux échanges d'eau à l'intérieur de notre corps…

Les méfaits de l'excès

Barbouillé au réveil, mauvaise haleine, brûlures en urinant, tendance à la constipation, ballonnements avec des gaz odorants… Tous ces signes viennent souvent d'une consommation excessive de protéines animales, surtout de viandes et de fromages. Diminuez leur proportion dans l'assiette, augmentez celle des végétaux (crudités, légumes cuits et pommes de terre) et tout ira mieux !

Attention : il faut absolument éviter que les protéines soient utilisées comme « carburant », car c'est le rôle des glucides et des lipides. Pourquoi ? Parce qu'en plus des constituants de base : carbone, oxygène, hydrogène, les protéines contiennent de l'azote qui va naturellement se transformer en ammoniaque lors de la dégradation. Or, ce composé est extrêmement toxique, notre foie va devoir le neutraliser en urée qui sera ensuite éliminée par le rein. Tous ces processus sont « encrassants », ils sollicitent de nombreuses réactions biochimiques et « fatiguent » notre foie et nos reins inutilement. Pourtant, c'est malheureusement ce qui se passe dans tous les régimes très privatifs où il y a peu de calories et beaucoup de protéines.

La qualité des sources

Toutes les sources alimentaires ne sont pas équivalentes : certaines apportent tous – ou presque tous – les acides aminés essentiels : comme les protéines animales que l'on dit de bonne valeur nutritionnelle. D'autres sont dépourvues d'un ou plusieurs acides aminés essentiels : c'est le cas des protéines végétales, mais il existe des « ruses » pour améliorer leur qualité nutritionnelle.

Les protéines animales sont apportées par les viandes, charcuteries, poissons, œufs, lait et produits laitiers. Après la Seconde Guerre mondiale, les aliments du « pauvre », pain, céréales et légumineuses ont été délaissés au profit d'aliments plus coûteux comme la viande. Ainsi, pour répondre à la forte demande, on a vu « fleurir » des usines d'élevage intensif du bétail avec utilisation d'hormones, antibiotiques, nourriture OGM… Depuis une dizaine d'années, des études scientifiques ont prouvé l'effet néfaste d'une grande consommation de viande sur la santé, et plusieurs problèmes sanitaires sur le bœuf, les volailles et récemment sur le cheval

Équilibrer les protéines

Les céréales manquent de lysine, mais sont riches en méthionine, alors que pour les légumineuses, c'est le contraire. En les associant entre elles, comme c'est le cas de bien des cuisines du monde : riz et lentilles en Inde, semoule et pois chiches en Afrique du Nord, riz et haricots rouges ou noirs en Amérique du Sud… on aboutit à des protéines très bien équilibrées.

ont éclaté. L'impact écologique très négatif des élevages intensifs sur l'environnement est désormais connu : pollution des sols, rejets de gaz à effet de serre, consommation importante d'eau (il faut 15 400 litres d'eau pour produire 1 kg de viande de bœuf)… et j'en passe. On observe heureusement un début de prise de conscience et un léger fléchissement de leur consommation. Ouf !

Point trop n'en faut

Un steak haché ou un filet de poisson et un bon morceau de comté apportent la totalité des protéines animales de la journée pour la plupart d'entre nous ! Donc si vous rajoutez à cela les laitages habituels, le fromage râpé sur les pâtes, la portion de viande ou de poisson du soir et j'en passe… C'est l'overdose quotidienne !

Les sources végétales, en plus de leur apport en protéines, ont bien des atouts : grande richesse en fibres, calcium, magnésium, zinc, fer, vitamines du groupe B, antioxydants… et aussi un prix bien moins élevé à la portion. Il est donc temps de les remettre au menu même si leur préparation et leur cuisson demandent un peu plus de temps, tout est question d'organisation.

Les galettes de pois chiches de Valérie Cupillard

Pour 6 petites galettes

- 60 g de flocons de pois chiches
- 10 cl de lait de riz (ou autre lait végétal)
- 1 petit oignon blanc
- 2 œufs
- 2 pincées de cumin en poudre
- sel rose massala

Dans un saladier, versez les flocons de pois chiches et ajoutez le lait végétal. Laissez une dizaine de minutes, le temps que les flocons s'imbibent.

Incorporez les œufs entiers, l'oignon haché, le cumin et deux pincées de sel rose massala. Versez deux cuillerées à soupe de pâte pour former chaque galette dans une poêle chaude huilée (l'huile de coco et l'huile de palme rouge donnent un parfum qui se marie bien avec la saveur du pois chiche).

Couvrez pendant la cuisson de la première face, elles seront plus moelleuses, et retournez-les dès qu'elles sont dorées.

Retrouvez toutes les recettes gourmandes de Valérie Cupillard dans *Mes assiettes gourmandes.*

MON CONSEIL

Les légumes secs sont souvent boudés, car ils sont longs à préparer (pas tous car les lentilles vertes cuisent en 20 minutes seulement) et pas toujours bien digérés. Sous forme de flocons, c'est facile et rapide à préparer, comme dans la délicieuse recette ci-dessous.

Les protéines végétales se trouvent dans les céréales (blé, riz, avoine, orge, seigle, petit épeautre, épeautre, kamut, millet), les légumineuses (lentilles, pois chiches, haricots, soja, arachides, fèves, pois cassés) et leurs dérivés (farine, flocons, pâtes, pain, semoule), les graines comme le quinoa, sarrasin, fonio, les fruits oléagineux (amandes, noix, noisettes, noix du brésil, noix de cajou, pignons), les graines oléagineuses (lin, sésame, tournesol, pépins de courge) et les algues.

La crêpe au curry thali de Valérie Cupillard

- 60 g de flocons de quinoa
- 40 g de flocons de pois chiches
- 1 œuf
- 20 cl de lait de riz
- 50 g de carotte
- 30 g de poireau
- 1 c. à s. de sésame complet
- 1 c. à c. rase de curry thali
- sel aux herbes

Je fais cette crêpe tout au long de l'année en utilisant les légumes de saison (courge, potimarron, courgettes, oignons, blettes, épinards, haricots verts...).

Hélène

Dans un saladier, versez les flocons de quinoa et les flocons de pois chiches, le sésame complet, le curry thali et le lait de riz. Laissez gonfler.

Coupez le poireau en fines rondelles et faites-le fondre à la poêle avec 1 c. à s. d'huile d'olive. Pendant ce temps, râpez la petite carotte.

Ajoutez l'œuf dans la pâte de flocons qui a absorbé tout le lait de riz, mélangez avec la carotte râpée et le poireau. Salez.

Faites chauffer la poêle avec 2 c. à s. d'huile d'olive, versez la pâte pour former une grande crêpe. Couvrez et laissez sur feu doux.

Comptez environ 5 minutes pour que la première face soit cuite, puis à l'aide d'une spatule, coupez en quatre parts pour les retourner facilement l'une après l'autre. Accompagnez avec un grand bol de velouté et, si vous le souhaitez, du potimarron râpé en guise de crudités (mélangez moitié-moitié avec des carottes et parsemez de gomasio).

Retrouvez toutes les recettes gourmandes de Valérie Cupillard dans *Mes assiettes gourmandes*.

En quantité bien dosée

Ce sont surtout les protéines animales, pourtant très chères, qui sont consommées en trop grande quantité et cela se fait bien souvent au détriment de leur qualité. Viandes, charcuteries, poissons, œufs sont au menu midi et soir alors qu'une fois par jour suffit largement pour la majorité d'entre nous, d'autant que les portions sont largement supérieures aux 100 à 130 g recommandés ! Pourquoi en consomme-t-on autant ? Parce que le manque de protéines est une des deux grandes peurs de carences avec celle du calcium, peur non justifiée comme le montre l'enquête publiée en février 2012 sur « les comportements et consommations des Français en 2010 ». En consultation, je rassure les mamans : leurs bambins, petits et grands, sont plus bien plus en surplus qu'en manque de protéines et c'est pourquoi je conseille très souvent de diminuer les quantités consommées.

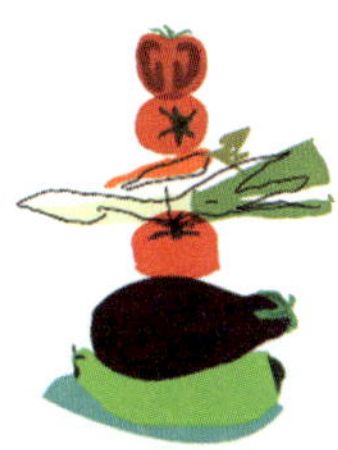

Les seules personnes présentant un réel risque de carences en protéines sont les personnes âgées. L'enquête confirme en effet que 25 % des plus de 60 ans et 30 % des plus de 70 ans ont des apports insuffisants. En vieillissant s'installe bien souvent un dégoût plus ou moins prononcé pour la viande, auquel s'ajoutent des difficultés de mastication et de digestion, voire des soucis financiers. La santé peut alors rapidement se fragiliser. Je conseille à ce moment-là, entre autres, une consommation régulière d'œufs, car c'est une protéine parfaite, économique, facile à cuisiner et à manger, que ce soit en plat salé ou en dessert.

L'idéal, à moins d'être végétarien bien sûr, est de manger autant de protéines animales que de protéines végétales. Cela donne en pratique : une portion de viande ou de poisson ou deux œufs à un repas et un plat de féculents à un autre. Je vous entends déjà dire « Ah, mais je vais grossir en mangeant tout ça ! ». Bien sûr que non, car je vous rappelle que c'est le trop qui fait grossir. Or les féculents, en plus des protéines végétales, vous apportent des sucres lents et des fibres qui vous « caleront » beaucoup plus longtemps que des blancs de volaille industriels, et c'est bien meilleur !

Pourquoi ne pas essayer de faire régulièrement une journée « sans viande ni poisson » ? Tout d'abord, c'est bénéfique pour votre santé car vous consommerez plus de végétaux donc plus de fibres, de minéraux, de vitamines et d'antioxydants. Mais c'est aussi très bon pour vos papilles car vous allez découvrir de nombreux aliments et associations d'aliments que vous ne connaissiez pas. En plus, à la longue, c'est bien aussi pour votre porte-monnaie ! D'ailleurs, on voit de plus en plus de cantines adopter cette journée, de façon hebdomadaire ou mensuelle.

Des repas végétariens oui, mais ils doivent être « gourmands ». Vous n'avez pas l'habitude et vous manquez d'inspiration ? Voici quelques exemples de menus délicieux.

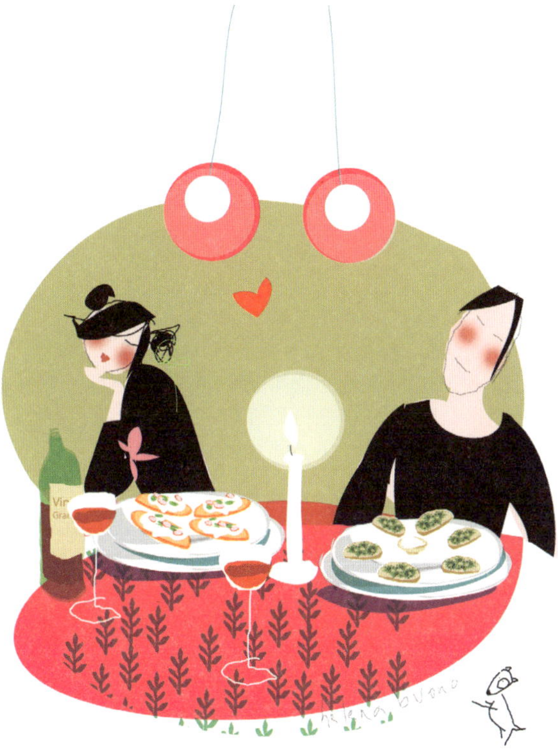

Le menu végétarien de Valérie Cupillard
Printemps - Été

Le midi

Niçoise au riz noir et omelette en chausson à la tapenade

La niçoise au riz noir

- 100 g de riz noir (ou nerone)
- 1 grosse poignée de haricots verts
- 2 tomates anciennes (Rose de Berne, Cœur de bœuf…)
- 1 petit oignon blanc
- olives noires
- basilic frais

Faites cuire le riz noir dans 25 cl d'eau salée, sur feu doux. Couvrez.
Après 45 minutes, lorsque toute l'eau est absorbée, ôtez du feu et laissez refroidir.
Coupez les haricots verts en petits tronçons avant de les faire cuire à la vapeur douce dans le panier d'une cocotte à fond épais.
Détaillez les tomates en petits dés dans un saladier, versez 3 c. à s. d'huile d'olive, ajoutez une pincée de sel rose et mélangez.
Ajoutez l'oignon finement émincé ainsi que le riz et les haricots verts cuits.
Parsemez d'olives noires et de feuilles de basilic ciselées.

L'omelette à la crème de riz

- 4 œufs
- 4 c. à s. de crème de riz liquide
- 2 pincées de cumin en poudre
- quelques brins de persil plat
- 2 c. à s. de tapenade

Cassez les œufs dans un bol et battez à la fourchette avec la crème de riz liquide.
Salez très légèrement, poivrez et saupoudrez de cumin.
Versez le mélange dans une poêle à fond épais, chaude et huilée.
Couvrez et laissez cuire sur feu doux.
Dès que l'omelette est prête, étalez la tapenade et repliez l'omelette comme un chausson. Parsemez de persil. Dégustez aussitôt avec la salade de riz noir.

Retrouvez toutes les recettes gourmandes de Valérie Cupillard dans *Mes assiettes gourmandes*.

Le soir

Quinoa rouge en salade, houmous au basilic, concombre à la crème d'algues et de menthe

Le houmous au basilic (à préparer à l'avance)

- 100 g de pois chiches
- 10 cm de lame de kombu fraîche
- 6 à 8 c. à s. de crème de riz liquide
- 1 petite poignée de feuilles de basilic frais

Procédez à un trempage la veille ou à une pré-germination des pois chiches quelques jours avant. Après les avoir rincés, faites-les cuire dans une cocotte à fond épais en les couvrant d'eau et en ajoutant l'algue kombu.

Quand les pois chiches sont tendres, ôtez l'algue kombu, égouttez-les et écrasez-les au moulin à légumes ou mixez dans un blender en ajoutant 4 c. à s. d'huile d'olive. Ajustez la consistance avec la crème de riz liquide ou un peu de bouillon de cuisson. Salez et mélangez avec le basilic haché.

S'il en reste : le houmous peut être utilisé dans les sandwichs et, bien entendu, aussi en guise de tartinade sur des toasts de légumes crus.

Le quinoa rouge en salade

- 60 g de quinoa rouge
- 2 c. à s. de quinoa blond
- 1 ou 2 tomates
- 1 oignon blanc ou 1 cébette
- quelques feuilles de menthe fraîche

Quand je suis pressée, j'utilise des pois chiches bio au naturel (pot en verre) et j'en mets environ 350 g.

Hélène

Versez le quinoa dans 15 cl d'eau bouillante.

Salez et faites cuire sur feu doux environ 20 minutes à couvert.

Lorsqu'il ne reste plus d'eau, laissez gonfler hors du feu.

Versez 2 c. à s. d'huile d'olive dans un saladier, mélangez avec l'oignon blanc finement émincé, les tomates coupées en morceaux.

Salez, ajoutez le quinoa refroidi et la menthe ciselée

Le concombre à la crème d'algues et de menthe

- 1/2 concombre
- 2 c. à s. de tartare d'algues
- 2 c. à s. de crème de riz liquide
- 2 pincées de menthe séchée en paillettes

Mélangez vivement la crème de riz avec le tartare d'algues.

Ajoutez la menthe et réservez au frais.

Épluchez le concombre tout en laissant une bande de peau sur deux.

Tranchez-le en rondelles fines à l'aide d'une mandoline.

Nappez le concombre au dernier moment avec la crème d'algues et de menthe.

Accompagnez avec le houmous et le quinoa en salade.

Retrouvez toutes les recettes gourmandes de Valérie Cupillard dans *Mes assiettes gourmandes.*

Le menu végétarien de Valérie Cupillard
Automne - Hiver

Le midi

Tofu en persillade, pommes de terre en robe des champs et frisée en salade, sauce aux noix

Les pommes de terre

- 2 grosses pommes de terre

Lavez et brossez les pommes de terre avant de les faire cuire à la vapeur douce dans le panier d'une cocotte à fond épais.
Lorsqu'elles sont cuites, coupez-les en deux à l'horizontal.

Le tofu en persillade

- 100 g de tofu
- 1 belle poignée de persil
- 2 gousses d'ail

Épluchez et écrasez l'ail, mélangez-le avec 2 c. à s. d'huile d'olive, salez, poivrez et ajoutez le persil finement haché.
Coupez le tofu en fines lamelles que vous placez quelques minutes dans le panier vapeur pour les réchauffer puis écrasez-les à la fourchette et mélangez avec la persillade.
Disposez ce mélange sur les demi-pommes de terre.

La salade de frisée aux noix

- 2 grosses poignées de salade frisée
- 6 cerneaux de noix
- 2 c. à s. d'huile de noix
- 2 c. à s. de crème de riz liquide
- 3 c. à s. de betterave crue râpée

Dans un petit mixeur à lame, hachez les cerneaux de noix, incorporez l'huile de noix et la crème de riz, salez.
Dans un saladier, mélangez les feuilles de frisée avec la betterave crue râpée, nappez de sauce et remuez avant de servir dans les assiettes où vous aurez disposé les pommes de terre.

Retrouvez toutes les recettes gourmandes de Valérie Cupillard dans *Mes assiettes gourmandes.*

Le soir

Croque-légumes et mousseline de carottes à la noisette

Les croque-légumes (pour 4 moules à tartelettes)

- 160 g de petits flocons d'avoine (pour une version sans gluten, 120 g de flocons de riz et 80 g de flocons de quinoa)
- 2 œufs
- 20 cl de lait de riz
- 1 petit poireau
- 1 carotte
- 4 c. à s. bombées de parmesan râpé

Versez les flocons dans un saladier, ajoutez le lait de riz et laissez reposer 2 minutes pour qu'ils s'imbibent.

Incorporez les œufs puis le parmesan et mélangez bien.

Ajoutez 1 c. à s. d'huile d'olive, le poireau finement haché et la carotte râpée. Assaisonnez.

Huilez 4 moules à tartelette et remplissez-les avec la préparation aux flocons. Régularisez la surface en tassant le mélange avec le dos d'une cuillère.

Enfournez à thermostat 6 (180 °C) pendant 20 minutes.

Démoulez les croque-légumes, dégustez-les bien chauds accompagnés de la mousseline de carottes.

S'il en reste : vous pouvez conserver la pâte à galettes au réfrigérateur pour le repas suivant ou faire cuire tous les croque-légumes en même temps pour les réchauffer ou les déguster froids. Vous pouvez facilement les emporter pour déjeuner à l'extérieur, façon burger : glissez de la salade ou des crudités râpées entre deux galettes.

La mousseline de carottes

- 500 g de carottes
- 1 c. à s. de purée de noisettes

Épluchez ou brossez les carottes et coupez-les en rondelles. Couvrez-les d'eau et faites cuire à feu doux.

Lorsqu'elles sont cuites, mixez-les ou passez-les au moulin à légumes pour les transformer en purée.

Prélevez quelques cuillerées du bouillon de cuisson pour obtenir la consistance souhaitée (vous pourrez utiliser le bouillon restant pour préparer une soupe ou cuire une céréale).

Salez et ajoutez la purée de noisettes qui va fondre et donner une texture onctueuse à la mousseline.

Vous pouvez remplacer la mousseline par une salade verte en accompagnement.

Retrouvez toutes les recettes gourmandes de Valérie Cupillard dans *Mes assiettes gourmandes*.

Les lipides

Les lipides forment un groupe de substances très variées et complexes, auxquelles je voue une véritable passion depuis plus de vingt ans, notamment pour leurs rôles particulièrement bénéfiques sur notre santé. Et puis comment ne pas s'intéresser aux différentes huiles qui nous apportent ces fameux lipides, et dont le goût, si merveilleux et varié, sublime toutes nos recettes ? Le point commun de tous les lipides, et c'est ainsi qu'on les définit, est qu'ils sont insolubles dans l'eau et solubles dans les solvants. Leur structure biochimique est proche des hydrocarbures, eh oui… du pétrole ! Mais rassurez-vous, il y a un petit détail qui change tout : chaque lipide possède un groupement d'atomes spécifique appelé « acide ». Ce groupement, formé d'oxygène et d'hydrogène, rend alors les lipides particulièrement intéressants sur le plan nutritionnel.

De l'énergie pure

MON CONSEIL

Non, les lipides ne font pas grossir, il faut même manger gras pour rester à son poids d'équilibre. Pourquoi ? Parce que le « bon gras », en particulier les oméga 3, participe à notre équilibre glycémique et favorise ainsi le déstockage des graisses de notre tissu adipeux.

Les lipides sont très énergétiques. En effet, la combustion de 1 g de lipides fournit 9 kcal, contre 4 kcal pour les glucides. C'est la source d'énergie alimentaire la plus importante, et c'est pour cette raison qu'ils sont souvent, à tort, « mal vus ». Les lipides sont utilisés par la plupart des tissus de notre corps et plus particulièrement pour la contraction musculaire.

La mission des lipides ne se limite pas à cette fourniture d'énergie, ils jouent aussi un rôle de structure essentiel, mais très subtil, car il relève du domaine de l'infiniment petit. Nous possédons dix mille milliards (10^{13}) de cellules. Chacune d'elles, que vous pouvez imaginer comme des billes, est entourée d'une membrane faite d'une double couche de lipides. Il faut donc une grande quantité de ces lipides pour constituer de bonnes membranes, et c'est fondamental, car ce sont elles qui sont responsables de ce qui entre ou sort de nos cellules. Sachez que la qualité de cette enveloppe dépend directement du « gras » que vous consommez : dites-moi ce que vous mangez et je vous dirai si vos membranes sont de bons « douaniers » ou de véritables passoires !

Les eicosanoïdes

Les lipides sont précurseurs des substances au nom très compliqué d'eicosanoïdes. Cela signifie que c'est à partir des lipides que notre corps fabrique ces substances très précieuses qui interviennent dans des réactions fondamentales de notre organisme. Ce sont de véritables régulateurs naturels de l'inflammation, de l'allergie, de l'immunité, mais aussi sur un plan hormonal, sanguin, musculaire ou nerveux. Les lipides contiennent ou transportent aussi les quatre vitamines liposolubles A, D, E, K et comme nous l'avons vu, ils ont un rôle de réserve et de protection majeur grâce au tissu adipeux qu'ils constituent.

Gare à l'automédication

Depuis de nombreuses années, les médecins prescrivent avec succès des capsules d'huile de poisson pour soulager l'inflammation chronique ou le psoriasis, de l'huile d'onagre pour le syndrome prémenstruel, de l'huile de bourrache pour l'allergie et les peaux très sèches. Les huiles riches en acides gras polyinsaturés sont de véritables trésors de bienfaits, leurs actions sont nombreuses dans des domaines très vastes. Si ce ne sont pas des médicaments mais des compléments alimentaires, l'automédication peut tout de même s'avérer dangereuse. Ces huiles ne peuvent se substituer à un traitement classique sans l'avis d'un médecin ou d'un thérapeute qualifié.

Les acides gras

Les lipides sont formés d'acides gras qui sont les constituants les plus simples mais aussi les plus importants nutritionnellement. Les acides gras existent dans l'organisme sous une forme bien particulière formée de trois (tri) acides gras unis à un alcool (glycérol) qui portent le nom de triglycérides et qui représentent 95 à 99 % des lipides.

Les acides gras peuvent être courts, c'est-à-dire qu'ils possèdent un petit nombre de carbones, moyens ou longs. Ces différentes longueurs leur donnent des caractéristiques particulières.

Dans un acide gras, les atomes de carbone sont unis entre eux par une liaison, comparable à un bras. Certains acides gras présentent même, en un ou plusieurs points précis de leur chaîne, des carbones qui sont liés à deux bras, créant ainsi ce que l'on appelle une double liaison ou une insaturation. Ce sont les acides gras insaturés qui ont des propriétés très spécifiques et qui sont beaucoup plus intéressants sur le plan nutritionnel que les acides gras saturés qui, eux, n'en ont pas.

Les doubles liaisons donnent à l'acide gras la possibilité d'exister sous deux formes différentes dans l'espace : « cis » ou « trans » :

- les acides gras cis représentent la forme naturelle, celle qui est reconnue par notre organisme et qui est biologiquement active,
- les acides gras trans proviennent de l'industrie alimentaire, ils sont formés à température élevée lors des traitements de chauffage du raffinage ou de l'hydrogénation des huiles.

Le cas des acides gras « trans »

Les « trans » ont la même formule chimique que les « cis », mais leur géométrie dans l'espace est différente, ce qui les rend inutilisables par l'organisme pour toutes les fonctions « subtiles ». Les acides gras trans sont à éviter au maximum car ils ont des effets délétères sur notre santé, en particulier au niveau du système cardio-vasculaire. Pour cela, il faut limiter les produits transformés car malgré les efforts de certains industriels depuis quelques années, ils sont encore trop largement présents dans des produits comme les viennoiseries, biscuits, pain de mie, pâtes à tartiner, barres de céréales, chips ou plats cuisinés. Et lorsque vous lisez sur l'étiquette d'un produit : huiles végétales, margarines végétales, matières grasses hydrogénées ou partiellement hydrogénées, c'est qu'il y en a !

Malheureusement, la réglementation en France ne fait que limiter la quantité d'acides gras trans dans les produits. À quand l'interdiction pure et simple comme cela se fait dans certains pays ?

Le saviez-vous ?

À partir du moment où une matière grasse est solide et qu'on peut la tartiner, c'est qu'elle renferme des acides gras saturés. Et plus elle est dure, plus elle en contient !

Les acides gras saturés ne possèdent aucune double liaison. Leur rôle est limité, ils vont surtout être brûlés pour nous fournir de l'énergie, en particulier pour lutter contre le froid et pendant les efforts physiques prolongés.

MON CONSEIL

Attention au piège de la mention « d'origine végétale » qui rassure beaucoup d'entre vous. À tort, car cette appellation cache toujours des graisses saturées, en particulier de l'huile de palme.

En pratique, les aliments les plus riches en acides gras saturés sont les graisses solides végétales comme les huiles de palme ou de coco, la margarine ou les graisses animales comme le saindoux, mais aussi les viandes grasses, la charcuterie, les fromages, le beurre. Leur structure est stable, ces graisses supportent très bien la cuisson sans se dégrader et se conservent bien sans s'oxyder. L'acide gras saturé est rigide donc les graisses saturées ont plutôt une consistance solide. À consommer avec modération.

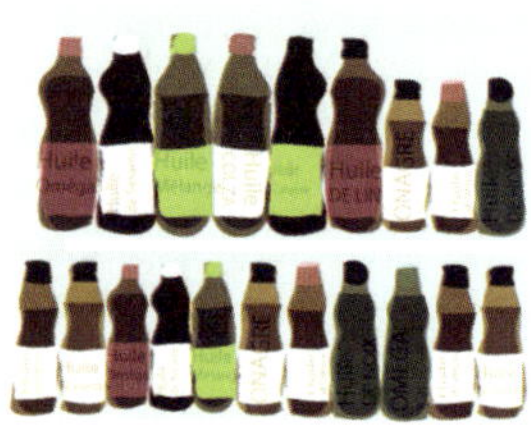

Les acides gras monoinsaturés : obligatoires et sans modération

Les acides gras monoinsaturés possèdent une seule double liaison, ils sont donc biologiquement actifs. Le plus connu est l'acide oléique que l'on trouve dans l'huile d'olive et qui fait partie de la famille des oméga 9. De nombreuses études ont prouvé son effet protecteur vis-à-vis des maladies cardio-vasculaires. L'huile d'olive est en effet la base du régime crétois ou méditerranéen et ses bienfaits ne sont plus à démontrer. Quel bonheur d'apprendre que la diète méditerranéenne a été inscrite au « Patrimoine culturel immatériel de l'humanité » en novembre 2010 !

MON CONSEIL

De nombreuses personnes pensent que l'huile d'olive devient toxique en chauffant. C'est une erreur, car elle est très résistante et perd seulement un peu de sa vitamine E. Je la conseille donc pour tous les types de cuisson, même pour les fritures.
À consommer sans modération.

La source alimentaire d'acide oléique la plus connue, sans doute la plus utilisée et aussi de loin la meilleure en goût (!), est donc l'huile d'olive. Pourtant, l'acide oléique est également présent dans les huiles de colza et de noisette, dans les fruits oléagineux comme les noisettes, amandes et pignons. Les graisses de volaille, oie ou canard, en contiennent également, expliquant la moindre fréquence des accidents cardio-vasculaires dans le Sud-Ouest malgré la consommation de foie gras, de confits et de pommes de terre cuites à la graisse d'oie, miam, miam ! C'est le fameux « paradoxe français ».

Ces acides gras sont très stables donc supportent la cuisson sans problème, même à hautes températures, et se conservent aussi très bien à température ambiante.

Les acides gras polyinsaturés : rares et précieux

Comme leur nom l'indique, les acides gras polyinsaturés possèdent plusieurs doubles liaisons, ce qui va leur donner des propriétés extrêmement intéressantes. Tout d'abord, ils peuvent se transformer, se « métamorphoser » en diverses substances précieuses dont les eicosanoïdes. Ensuite, la présence de doubles liaisons donne aux acides gras un aspect un peu « tordu », procurant une grande souplesse et une certaine fluidité à la membrane dont ils font partie. En contrepartie, ces doubles liaisons sont très fragiles, elles s'abîment très facilement en présence d'oxygène (c'est-à-dire à l'air), à la chaleur et à la lumière. L'une des conséquences de cette oxydation sera le rancissement. C'est par ce mécanisme que l'huile de noix laissée à température ambiante a vite une odeur de rance, ce qui la rend inconsommable.

MON CONSEIL

Une fois entamées, toutes les huiles très riches en acides gras polyinsaturés comme l'huile de noix, de lin, de chanvre ou de cameline, doivent être conservées impérativement au réfrigérateur et consommées rapidement, car elles rancissent et deviennent alors inconsommables. N'en ouvrez pas plusieurs à la fois, dégustez-les les unes après les autres pour profiter au mieux de leurs bienfaits.

Les acides gras essentiels

Il existe deux acides gras polyinsaturés que nous ne savons pas fabriquer : l'acide linoléique (oméga 6) et l'acide α-linolénique (oméga 3) et un troisième que nous ne produisons pas en assez grande quantité, l'acide docosahexaénoique (oméga 3), plus connu sous le « petit nom » de DHA. Ils sont dits essentiels et doivent nous être fournis quotidiennement par notre alimentation.

Comme on l'a vu, un acide gras peut posséder une ou plusieurs doubles liaisons et c'est la place de la première double liaison dans la molécule qui va déterminer la famille à laquelle il appartient. Si la première double liaison se trouve sur le troisième carbone à partir de l'extrémité oméga, c'est un oméga 3 (on écrit aussi ω 3). Si elle se trouve sur le sixième carbone, c'est un oméga 6 (ω 6). À noter, et on me pose souvent la question, un oméga 3 ne peut pas se transformer en oméga 6, et inversement.

Les oméga 3

Depuis quelques années, les oméga 3 font beaucoup parler d'eux car leur intérêt nutritionnel est immense. Ils diminuent l'inflammation et l'allergie, réduisent le risque de maladies cardio-vasculaires, ont un rôle primordial dans la constitution des membranes cellulaires, en particulier au niveau du système nerveux, du cerveau et de la rétine. Ils sont particulièrement importants pour les enfants et les adolescents, les femmes enceintes et allaitantes.

Nos besoins en oméga 3 ne sont pas couverts par notre alimentation, en particulier depuis la quasi-généralisation de l'agriculture et de l'élevage intensifs. Pour le bon fonctionnement de notre organisme, il faudrait manger cinq fois plus d'oméga 6 que d'oméga 3 (soit un rapport ω 6/ ω 3 égal à 5). Actuellement, le rapport se situe entre 15 et 20, expliquant, en partie, la plus grande fréquence des dépressions, des allergies, des maladies inflammatoires et cardio-vasculaires.

Les sources végétales

L'acide α-linolénique est le chef de file de la famille oméga 3 et va permettre la synthèse de tous les autres. Il est dit essentiel car nous ne savons pas le fabriquer. Les sources alimentaires de l'acide α-linolénique sont plutôt végétales et rares. On le trouve en petite quantité dans les salades, tout particulièrement la mâche, mais aussi la frisée, la laitue et la batavia et surtout dans les huiles vierges de première pression à froid de lin, de cameline, de chanvre, de noix, de colza, de soja et de germe de blé, dans les graines de lin et les noix. Ces huiles sont très fragiles et doivent être gardées au réfrigérateur. L'huile de cameline en contient 40 %. Elle est trop peu connue et pourtant délicieuse, essayez-la d'urgence !

Salade d'oméga 3

Une petite salade de mâche, une dizaine de cerneaux de noix, un filet de vinaigre balsamique, le tout arrosé d'huile de noix ou de cameline = un véritable concentré d'oméga 3 végétaux !

Les sources marines

Il existe deux oméga 3 à longue chaîne (EPA et DHA) qui peuvent être fabriqués à partir de l'acide α-linolénique ou nous être apportés par les poissons gras : anchois, sardines, maquereau, saumon, hareng, thon et aussi en petite quantité par les crustacés. Il est conseillé de préférer les petits poissons car ils sont en début de chaîne alimentaire et donc moins contaminés par les métaux lourds. De même, consommez de préférence les poissons sauvages ou d'élevage biologique. Ces sources alimentaires marines sont très importantes, car dans certaines situations (vieillissement, stress, diabète, carence en micronutriments…), nous n'arrivons pas à fabriquer ces deux acides gras à très longues chaînes parce qu'une de nos enzymes est déficiente. Alors, une à deux fois par semaine, poisson gras au menu, n'oubliez pas !

MON CONSEIL

La sardine est précieuse et bon marché : source de DHA mais aussi de calcium, phosphore, fer, sélénium et vitamine D. Facile à trouver en conserve, elle est délicieuse fraîche marinée et grillée (sauf pour les voisins peut-être !).

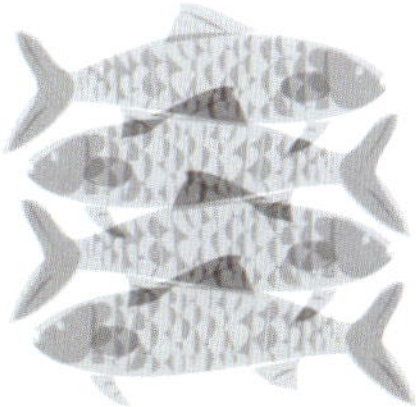

Les oméga 6

L'acide linoléique est un acide gras essentiel de la famille oméga 6 que l'on doit trouver dans notre alimentation à défaut de pouvoir le fabriquer. Depuis quelques années, les oméga 6 ont mauvaise presse, en particulier auprès du corps médical. Je me révolte à chaque fois que je lis ce genre d'articles ou que j'écoute des conférences car, pour simplifier le discours, il est plus facile de diaboliser tous les oméga 6. Or, s'il est vrai que certains sont néfastes, d'autres sont très bénéfiques et irremplaçables.

Il est important de distinguer les oméga 6 d'origine végétale, apportés par les huiles, et ceux d'origine animale, contenus dans les viandes grasses, charcuteries, fromages, beurre, et œufs. Ce sont ces derniers qui, consommés en excès, sont nocifs pour notre santé avec une augmentation de l'inflammation et du risque cardio-vasculaire. Par contre, les huiles végétales riches en oméga 6 (tournesol, carthame, chanvre, soja, pépins de courge) ne doivent surtout pas être bannies de notre alimentation car ces acides gras agissent positivement sur l'allergie, l'inflammation, le système nerveux, le système cardio-vasculaire, la régulation hormonale et j'en passe. Il faut juste trouver un bon équilibre entre les différentes huiles, privilégier l'huile d'olive et les huiles riches en oméga 3, ce qui diminuera naturellement la proportion d'oméga 6.

Bonnes pratiques des oméga 6

Les huiles vierges riches en oméga 6 s'oxydent facilement, elles ne supportent pas ou mal la cuisson, se conservent à l'abri de la lumière et même au frais, voire au réfrigérateur pour certaines. Les sources alimentaires sont toutes les huiles végétales, et tout particulièrement les huiles de tournesol, carthame, pépins de courge, noix, sésame… ainsi que les graines comme le tournesol, le sésame, les amandes, les noix.

Le cholestérol et autres lipides

Dans le grand groupe des lipides, on trouve aussi en faible proportion d'autres constituants qui ont un intérêt majeur pour notre organisme et que l'on regroupe sous le nom bizarre d'insaponifiable : ce sont le cholestérol, certaines hormones, des antioxydants et aussi les quatre vitamines liposolubles A, D, E, K.

Il ne vous a pas échappé que le cholestérol a très mauvaise réputation. Et pourtant, c'est un constituant indispensable à bien des niveaux et quand on l'attaque – c'est toujours à tort – je prends sa défense ! En effet, on envisage toujours le cholestérol pour son mauvais côté. Il est vrai qu'il peut boucher les artères, mais, dans ces cas-là, c'est surtout celui que l'on fabrique en excès qui est problématique, et non pas celui que l'on mange. Le souci, c'est que 85 % du cholestérol de notre organisme provient de notre fabrication interne et que celui que l'on mange ne représente que 15 %.

Voyons plutôt ses bons côtés et, croyez-moi, il en a ! Le cholestérol est à l'origine de la fabrication des constituants de la bile ainsi que de nombreuses hormones dites stéroïdes comme les hormones féminines (progestérone, œstrogènes) et masculines (testostérone), mais aussi le cortisol. Le cholestérol est précurseur de la vitamine D, c'est-à-dire que sans lui, notre corps ne peut pas la fabriquer au niveau de la peau sous l'effet des rayons du soleil. Le cholestérol est enfin un constituant important de l'épiderme, il permet à notre peau de garder sa fluidité et la même texture, quelles que soient les variations de température. Alors, qu'en pensez-vous, il est plutôt gentil avec nous le cholestérol, non ?

Le saviez-vous ?

Le lait maternel contient deux fois plus de cholestérol que le lait de vache, preuve que c'est un nutriment essentiel et bénéfique et le « petit d'homme » en a vraiment besoin pour grandir (fabrication de la vitamine D) et se développer (synthèse hormonale).

Á retenir

Le fonctionnement et l'entretien de nos cellules nécessitent du « gras », donc ne vous privez pas, mais ne vous forcez pas non plus. Pour les huiles, soyez curieux, achetez une huile qui vous tente, mais choisissez-la toujours vierge et de première pression à froid, sinon elle n'a ni goût ni intérêt nutritionnel. Si vous préférez rester sur l'huile d'olive, découvrez les différents fruités : l'ardence (ou piquant) du fruité vert, la douceur du fruité noir, la rondeur du fruité mûr, mais surtout dégustez-la et prenez-y plaisir !

Les glucides, sucres à grande ou petite vitesse

Vive les sucres lents

Contrairement à ce que vous pensez, ce n'est pas en mangeant beaucoup de protéines que l'on fabrique du muscle, c'est en mangeant beaucoup de glucides et en particulier des sucres lents.
Les protéines, oui il en faut, ce sont les « briques » du muscle mais on en mange déjà suffisamment. Un tas de briques ne feront jamais un mur sans les bras du maçon. Les glucides vont jouer deux rôles, ils apportent l'énergie nécessaire à la construction du muscle et, s'il manque des briques, pourront aussi en fabriquer.
D'ailleurs, demandez ce qu'il veut manger à un enfant ou un ado en pleine croissance, il vous répondra « des pâtes » !

Les glucides ont un rôle essentiellement énergétique, toutes les cellules peuvent utiliser le glucose comme « carburant » et même certaines ne savent utiliser que celui-ci. C'est le cas des globules rouges mais aussi du cerveau. Quand notre taux de glucose dans le sang (glycémie) est bas, la faim nous signale qu'il est temps de « refaire le plein », le cerveau commence à manquer d'énergie et nous envoie des signaux : somnolence, irritabilité, difficultés à se concentrer et parfois même maux de tête. L'envie de « sucré » que l'on peut ressentir à ce moment-là est normale car c'est le sucre qui va réalimenter le cerveau et faire disparaître tous ces désagréments.

Les glucides ont deux rôles mal connus mais ô combien importants ! Au quotidien, j'explique dans ma consultation la nécessité de consommer chaque jour de bons glucides, même, et surtout, dans une démarche de perte de poids. D'une part, ils empêchent la dégradation de vos propres protéines (vos muscles) à des fins énergétiques, et, d'autre part, ils favorisent la synthèse de la plupart des acides aminés (les fameux wagons) constitutifs de vos protéines (les trains).

Les sources alimentaires

Beaucoup d'aliments apportent des glucides, mais il faut savoir faire un « tri sélectif » car tous ne se valent pas. D'une part, les céréales, les légumineuses, le pain, les pâtes, les fruits frais, les fruits secs, les légumes, le miel, le sucre, le chocolat… en apportent naturellement. D'autre part, il y a tous les produits industriels qui contiennent du sucre rajouté : sodas, boissons sucrées, biscuits, gâteaux, viennoiseries, desserts lactés, bonbons, glaces… Et là bien sûr, on va le voir, ce n'est pas pareil.

ADN et ATP

Des glucides bien particuliers, les pentoses, sont des constituants de notre matériel génétique, en particulier l'ADN qui porte l'information génétique, et l'ARN qui la transporte. Les pentoses font aussi partie de l'ATP (adénosine triphosphate), véritable réservoir d'énergie à l'intérieur de la cellule et présent chez tous les êtres vivants.

L'index glycémique

Quand on mange un aliment glucidique, notre taux de glucose dans le sang (glycémie) augmente, plus ou moins selon l'aliment consommé. Le pancréas sécrète alors une hormone, l'insuline, qui nous permet d'assimiler et d'utiliser ce glucose. L'index glycémique (IG) représente donc le pouvoir hyperglycémiant d'un aliment et permet de classer les aliments en fonction de leur réponse glycémique après ingestion. Plus la glycémie augmente rapidement, plus l'index glycémique sera élevé, et, au contraire, moins elle s'élèvera, et plus il sera bas. On parle alors d'aliments à IG haut ou d'aliments à IG bas, avec l'index de 100 attribué à l'aliment de référence qui est en général le glucose ou le pain.

C'est ainsi que l'on a découvert que certains aliments riches en amidon, autrefois classés comme « sucres lents », étaient en réalité assimilés rapidement comme la pomme de terre ou le pain blanc, alors que certains « sucres rapides », comme le miel ou les fruits, étaient eux assimilés plus lentement. Les aliments à IG haut sont, en général, les produits raffinés « blancs » comme la farine, le pain, le riz, le sucre et les produits sucrés, mais aussi le maïs ou la pomme de terre. S'ils sont consommés seuls, la glycémie a tendance à monter très vite et la sécrétion d'insuline est toute aussi véloce, entraînant ensuite une baisse de la glycémie importante et rapide. C'est ce que l'on appelle l'hypoglycémie réactionnelle qui provoque une envie de sucre et… c'est reparti, on mange du sucre, ça monte puis ça descend, on se croirait dans des montagnes russes !

Les aliments à IG bas sont au contraire des aliments peu ou pas raffinés. Il s'agit des céréales complètes, des légumineuses, du pain complet, des légumes, des fruits frais, fruits secs et oléagineux. Leurs glucides sont assimilés plus lentement, c'est pourquoi j'ai l'habitude de les comparer à des aliments contenant du « sucre retard », permettant à la glycémie d'être mieux équilibrée. La période de satiété entre deux repas est ainsi bien plus longue, ce qui vous aide naturellement à espacer vos prises alimentaires et vous permet de ressentir un bien-être d'autant plus grand.

MON CONSEIL

Ce qui n'est jamais précisé ou presque – et c'est le détail qui fait tout – c'est que l'index glycémique d'un aliment s'abaisse dès lors qu'il est consommé au cours d'un repas, associé à des lipides (huiles), à des protéines (viande, poisson, légumineuses) et surtout à des fibres (fruits et légumes). Et c'est précisément ce qui se passe au cours d'un repas. La pomme de terre, que je défends bec et ongles, a été diabolisée à tort ! Elle voit son IG diminuer fortement si elle est associée à de l'huile d'olive, du poisson et des légumes. Il ne faut donc pas bannir tous les aliments à IG élevé, mais conserver ceux qui sont naturels et non raffinés (sucre complet, blond, sirop d'érable, miel, pommes de terre, betteraves…) et les consommer systématiquement au cours ou à la fin d'un repas.

Mais attention, depuis quelques années, l'index glycémique est servi à toutes les sauces : pour maigrir, pour faire baisser le diabète et le cholestérol, pour prévenir le cancer… C'est en grande partie vrai et favorable à notre santé car les aliments à IG bas sont plus naturels, donc plus riches en fibres, minéraux, oligo-éléments, vitamines, antioxydants et donc plus sains. Mais on observe une véritable phobie, et certains de mes patients me disent qu'ils se nourrissent uniquement à partir d'une liste d'aliments autorisés, ceux à index glycémique bas et moyen, et rejettent totalement ceux à index glycémique haut !

Les produits à éviter

Les produits sucrés industriels, avec en tête de liste les différents sodas, boissons sucrées et bonbons, ne sont pas bons pour la santé surtout s'ils sont consommés en grande quantité ! Ils contiennent en effet beaucoup de sucre, mais aussi différents acides et de nombreux additifs. Ils sont aussi dépourvus de micronutriments : minéraux, oligo-éléments ou vitamines, essentiels à notre santé. Les seules vitamines présentes sont presque toujours synthétiques et leur activité n'est en rien comparable avec celles d'origine naturelle.

Je ne veux en aucun cas les diaboliser car vous savez maintenant que l'interdit crée l'envie et que c'est « la dose qui fait le poison ». Mais je souhaite plutôt vous informer et vous sensibiliser à leurs effets néfastes à long terme sur notre organisme.

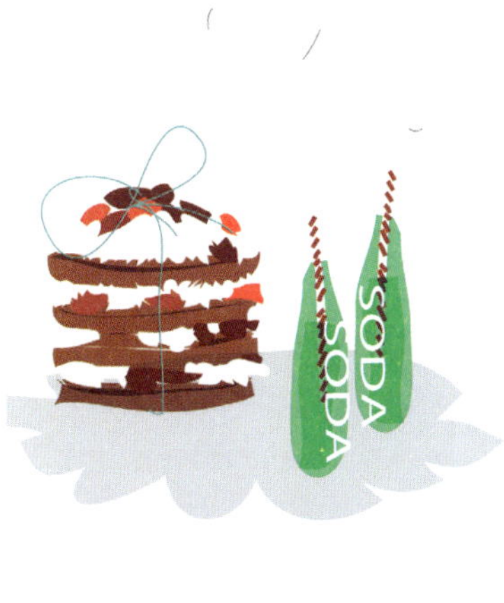

Les fibres

Dans une bonne alimentation, tout ne doit pas être digéré. En effet, notre organisme produit des « déchets » et pour les éliminer, il nous faut une certaine quantité de substances indigestibles (mais pas indigestes !) que l'on appelle les fibres alimentaires. Elles ne sont pas digérées, c'est-à-dire que nos enzymes ne savent pas les « couper » en substances assimilables, elles ne seront donc pas absorbées. Certaines peuvent tout de même subir une dégradation totale ou partielle au niveau de notre gros intestin (ou côlon) grâce à une flore intestinale spécifique appelée flore de fermentation.

Les différentes fibres

Il existe deux sortes de fibres alimentaires, les fibres solubles et les fibres insolubles. Les premières sont transformées par fermentation par la flore du côlon tandis que les autres ne fermentent pas et se retrouvent donc dans les selles. Ces caractéristiques leur donnent des propriétés différentes mais tout aussi intéressantes pour notre santé.

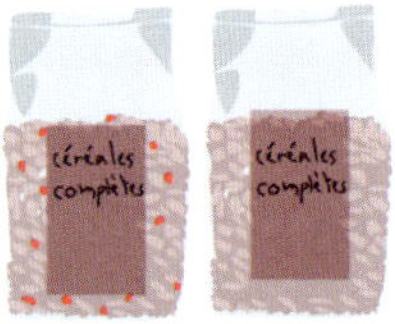

Les solubles

Les fibres solubles, comme leur nom l'indique, ont le pouvoir de se dissoudre dans l'eau et de former avec celle-ci des gels ou des solutions plus ou moins visqueuses. On les trouve dans les fruits (comme la pectine qui nous permet de faire la confiture), les légumes et l'intérieur des légumineuses (hémicelluloses), les graines (mucilages), les sécrétions de certains végétaux (gommes), les algues (agar-agar, carraghénates, alginates) et le son d'avoine (ß-glucanes).

Ces fibres subissent une fermentation au niveau du côlon droit et forment des substances qui « nourrissent » la flore intestinale. Sans ces fibres, certains de nos micro-organismes utiles, appelés aussi probiotiques, ne survivent pas faute de nourriture, ce qui perturbe le fonctionnement de notre intestin.

Les insolubles

Les fibres insolubles dans l'eau absorbent l'eau et gonflent comme une éponge. Elles ne fermentent pas, ne sont pratiquement pas dégradées dans le côlon et permettent donc la formation des selles et l'élimination des déchets. Elles sont apportées par la cellulose et la lignine, qui font partie de l'enveloppe des céréales et de certains légumes « fibreux ». Les sources alimentaires les plus importantes sont les céréales complètes, les légumineuses, certains légumes et le son de blé.

Ventre ballonné

Lorsque vous mangez trop de légumes, et c'est ce qui arrive par exemple quand vous entamez un régime amaigrissant classique, vous pouvez avoir un ventre très ballonné, spasmé, avec des douleurs plutôt localisées du côté droit, lieu de fermentation des fibres végétales. Encore un inconvénient de plus à ce mode de restriction alimentaire !
Mangez des fruits et légumes est la base d'une bonne alimentation bien sûr, mais il faut adapter la quantité et leur texture à votre sensibilité digestive. Par exemple, si votre colon est irritable, préférez les légumes et fruits cuits dans un premier temps, dont les fibres sont plus douces, jusqu'à ce que la tempête se calme ! Ensuite, réintroduisez progressivement le cru. À quel rythme ? Il n'y a que vous qui puissiez le savoir et pour cela, écoutez votre corps !

Un bon transit garanti

Les fibres sont des régulateurs du transit intestinal, c'est-à-dire qu'elles accélèrent le transit s'il est trop lent mais également le ralentissent s'il est trop rapide. Les fibres insolubles sont les plus efficaces grâce à leur pouvoir hygroscopique, c'est-à-dire leur capacité à absorber une grande quantité d'eau. Si le transit est plutôt lent, les fibres vont augmenter le volume des selles en les hydratant, ce qui va stimuler les mouvements naturels de l'intestin appelé péristaltisme ainsi que leur progression, à condition de boire suffisamment par ailleurs. Si le transit est rapide et les selles liquides, les fibres vont absorber l'eau excédentaire et ralentir ainsi l'évacuation. Un bon fonctionnement de l'intestin fait partie des piliers de la bonne santé.

Soigner la constipation

En cas de constipation, le premier réflexe est de manger beaucoup de légumes et de fruits, en particulier des pruneaux. Cela entraîne des ballonnements (dus à la fermentation), des douleurs (à cause de l'irritation) et en général une bonne diarrhée sans que le transit ne soit pas régulé pour autant. Pour lutter efficacement contre la constipation, il est nécessaire d'attaquer sur plusieurs fronts en même temps, et donc être patient… Côté aliments, réintroduisez des fibres céréalières : du pain à base de farine complète ou intégrale, du riz ou des pâtes semi-complètes et consommez plutôt des légumes et fruits cuits (fibres plus douces et on en mange de plus grande quantité), buvez un peu plus d'eau dans la journée et de préférence entre les repas. Côté hygiène de vie, marchez tous les jours, renforcez la sangle abdominale par des exercices bien adaptés (attention au dos et au périnée !) et surtout arrêtez de vous retenir : allez à la selle dès que le besoin s'en fait ressentir !

Les fibres pour lutter contre les troubles métaboliques

Le diabète

Les fibres solubles ralentissent l'absorption des glucides car elles sont visqueuses : notre estomac se vidange plus lentement et leur assimilation se fait donc progressivement. Par ailleurs, les fibres insolubles peuvent « emprisonner » une petite quantité de glucides qui n'est donc pas absorbée. Elles diminuent ainsi l'index glycémique. Une alimentation riche en fibres permet un bon équilibre de la glycémie ce qui est encore plus intéressant chez les personnes diabétiques ou prédiabétiques. Grâce aux fibres, les aliments complets, la plupart des fruits et les légumes ont un index glycémique plutôt bas comme nous l'avons vu précédemment !

Le cholestérol évacué

Là aussi, ce sont les fibres solubles les plus efficaces et surtout la pectine que l'on trouve dans les fruits et tout particulièrement dans les pommes, ce qui finalement confirme le dicton populaire « Une pomme par jour éloigne le docteur pour toujours ». Les fibres permettent d'augmenter l'élimination intestinale du cholestérol contenu dans la bile ce qui participe à régulariser le taux sanguin. Une alimentation naturellement riche en fibres comporte la consommation d'une part importante de produits végétaux, naturellement pauvres en « mauvaises graisses » et riches en antioxydants. Cela contribue certainement, en plus de « l'effet fibres », à diminuer les taux de lipides sanguins.

Comme disait Jean Rostand « Il vaut mieux un bon menu qu'une ordonnance ». Faire baisser son cholestérol, c'est facile :

- PLUS de fruits, de légumes, de légumineuses et de poissons, assaisonnés sans modération avec de l'huile d'olive ainsi que de l'ail, des oignons et des herbes aromatiques… ;
- PLUS de marche à pieds ou d'activité physique modérée ;
- MOINS (et non plus du tout) de viandes grasses, charcuteries, fromages et fritures.

Calmer la faim

Les fibres augmentent la sensation de satiété entre deux repas et retardent donc le retour de la sensation de faim. Ce sont surtout les fibres solubles qui sont efficaces, car elles ralentissent la digestion, augmentent le volume du bol alimentaire grâce à leurs propriétés visqueuses. L'idéal est donc de consommer des aliments qui en contiennent naturellement comme les fruits, les légumes, les légumes secs, les flocons d'avoine, les graines de lin. On peut ainsi s'abstenir de certains compléments alimentaires souvent chers et pas toujours très efficaces !

Risque de déminéralisation ?

Certains de mes patients craignent que les aliments riches en fibres ne les « déminéralisent » et sont inquiets pour leurs enfants, en cas de grossesse ou au moment de la ménopause. Rassurez-vous, il n'y a aucun risque. Il est vrai que les fibres entraînent avec elles un peu de glucose et de cholestérol, mais ce n'est pas gênant, ainsi que de petites quantités de calcium, de magnésium, de fer et de zinc. Il ne faut cependant pas oublier que les aliments riches en fibres comme les céréales complètes, les légumineuses ou les fruits oléagineux sont aussi parmi les plus riches en ces minéraux. Ainsi, même si une petite partie de ces précieux micronutriments est éliminée, vous en absorberez toujours plus que si vous aviez consommé des produits raffinés. Ne vous privez donc pas de fibres !

MON CONSEIL

Que de compléments à base de fibres (plus ou moins sérieux, il faut bien le dire) sont présentés comme « coupe-faim miracles » ! Commencez donc par adopter une alimentation naturellement riche en fibres : fruits, légumes, céréales complètes et légumineuses. Et surtout partez à la recherche de vos sensations alimentaires, vous verrez alors que les « coupe-faim naturels » deviennent absolument inutiles !

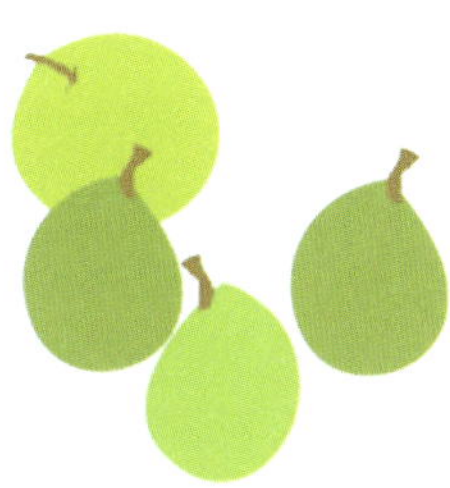

Les minéraux et oligo-éléments

Notre corps contient aussi des matières minérales appelées minéraux ou oligo-éléments. Ils n'ont pas de valeur énergétique, peuvent être présents en grandes quantités à certains endroits de notre organisme comme les os ou les dents, ou en plus petites quantités, dans le sang par exemple. À l'intérieur du corps, ils ne sont pas inertes, ils bougent et se renouvellent constamment, c'est pourquoi notre alimentation doit nous les apporter quotidiennement.

Minéraux ou oligo-éléments ?

Ce n'est qu'une question de quantité, car ils sont tous de nature minérale. Certains existent en quantité pondérale, c'est-à-dire de l'ordre de quelques dizaines à quelques centaines de grammes pour le phosphore, le magnésium ou le sodium ou même du kilo pour le calcium, et sont alors appelés minéraux. D'autres sont présents en quantité infinitésimale, de l'ordre du gramme, milligramme ou même microgramme comme pour le zinc ou le sélénium, et sont alors nommés oligo-éléments. Malgré leur faible dosage, ils interviennent dans de nombreux mécanismes biologiques et sont indispensables au bon fonctionnement de l'organisme. Un milligramme d'un oligo-élément peut s'avérer tout aussi indispensable à notre santé que plusieurs centaines de grammes d'un minéral. Le proverbe africain « Le criquet tient dans le creux de la main mais on l'entend dans toute la prairie » s'applique bien aux oligo-éléments, petits mais que d'effets sur notre santé !

MON CONSEIL

Les sardines en boite « avec arêtes » apportent deux fois plus de calcium. Surtout n'ôtez pas les arêtes, car elles sont bourrées de calcium, elles sont toutes molles, vous ne risquez rien ! Et si vous n'aimez pas trop leur côté un peu râpeux, écrasez-les à la fourchette, rajoutez éventuellement un filet de citron et d'huile d'olive et tartinez cette préparation sur des rondelles de pain grillé… Un vrai délice pour les grands et les petits !

Calcium (Ca)

L'origine du nom calcium vient du latin *calx*, la chaux qui est de l'oxyde de calcium.

C'est le plus abondant des minéraux de notre organisme, près de 99 % du calcium se trouve concentré dans les os et les dents, ce qui représente environ 1 kg. Son rôle principal, et aussi le plus connu, est d'être un constituant majeur du tissu osseux, mais il intervient aussi dans bien d'autres fonctions de l'organisme comme la contraction musculaire, la transmission de l'influx nerveux, le rythme cardiaque et la coagulation sanguine.

Les sources alimentaires les plus connues et les plus consommées du calcium sont le lait et les produits laitiers. Le calcium se trouve en bonne quantité dans les yaourts (les « vrais », c'est-à-dire que le mot « yaourt » doit apparaître sur l'étiquette) et surtout les fromages, tout particulièrement ceux à pâte dure comme le parmesan, le comté ou le beaufort. Mais il y en a aussi dans d'autres aliments : la sardine, championne en titre, en apporte autant que la plupart des fromages, ainsi que les crustacés, les coquillages et tous les autres produits de la mer, le persil, les fruits oléagineux comme les amandes, noisettes et noix diverses, le sésame, les fruits secs (dattes, figues, abricots), les légumes, les fruits (et tout particulièrement les fruits rouges et les agrumes), les céréales complètes…

Si vous n'aimez pas le lait ou le fromage, ne stressez pas et surtout ne vous forcez pas à en consommer, cela vous fera plus de mal que de bien. C'est que votre corps se débrouille très bien sans et d'ailleurs, très souvent, les autres aliments riches en calcium vous attirent particulièrement. Dans bien des pays, les produits laitiers n'existent pas et pourtant les gens marchent, courent, vivent normalement sans se briser les os, les femmes mettent au monde des enfants et ceux-ci grandissent normalement !

Le Pr Henri Joyeux, professeur en cancérologie et chirurgien digestif à Montpellier, le dit régulièrement dans ses conférences, le corps humain est capable d'absorber jusque 75 % du calcium végétal et seulement 35 % du calcium animal. Ce sont les végétaux nos amis pour la vie ! Trois figues sèches ou une demi-assiette de brocolis apportent autant de calcium qu'un yaourt.

Phosphore (P)

Du grec *phos* (lumière) et *phoros* (porteur), le « porteur de lumière », le phosphore est une poudre blanche qui brille dans le noir. Il contribue avec le calcium, le magnésium et le silicium à la bonne minéralisation des os et des dents. Le phosphore fait partie des constituants essentiels de nos cellules et de nos membranes : phosphoprotéines, phospholipides et ADN. Il participe à la production, au transfert et au stockage de l'énergie sous forme d'ATP.

Tous les aliments contiennent du phosphore, les apports sont donc faciles à couvrir. Les sources alimentaires les plus importantes sont le lait, les produits laitiers, le soja et les autres légumineuses comme les lentilles, les pois chiches, les haricots secs et aussi les fruits secs, les poissons et la viande.

Manger du poisson est bon pour la mémoire car il contient du phosphore : vrai ou faux ?

Eh bien pas tout à fait vrai ni tout à fait faux. Si le poisson est bon pour la mémoire, ce n'est pas seulement grâce au phosphore – car il en renferme moins que le fromage et les oléagineux –, c'est l'association du phosphore ET des acides gras polyinsaturés (surtout oméga 3), que l'on appelle les phospholipides, qui en sont responsables.
Ces phospholipides sont les briques élémentaires de nos cellules cérébrales et nerveuses, ils participent à la fabrication de substances comme la dopamine et l'acétylcholine, neuromédiateurs impliqués dans la mémorisation et l'apprentissage.
Alors oui les enfants, vos mamans ont raison de vous préparer du poisson avant les examens, vous n'y échapperez pas, mais c'est pour votre bien !

Magnésium (Mg)

On trouve deux étymologies pour le magnésium : de Magnésia, ancienne cité grecque où l'on exploitait le minerai de magnésie, ou du latin médiéval *magnesia* qui signifie magnésie (oxyde de magnésium).

C'est un élément essentiel au bon fonctionnement de notre organisme puisqu'il intervient dans plus de trois cents réactions enzymatiques. Le magnésium participe à la production d'énergie, il est indispensable à l'équilibre du système nerveux, au système immunitaire, à la minéralisation de l'os, à la contraction musculaire et cardiaque, à l'adaptation au stress…

De nos jours, entre notre rythme de vie, en général infernal, les situations stressantes et notre alimentation raffinée, les déficits en magnésium sont très fréquents. Cela fragilise rapidement notre santé : fatigue, nervosité, anxiété, irritabilité voire déprime, sommeil perturbé mais aussi crampes, spasmophilie, baisse des défenses immunitaires… Du coup, le premier microbe est souvent pour vous !

L'alimentation « moderne » contient peu de magnésium car celui-ci se trouve dans l'enveloppe des céréales qui est éliminée au raffinage afin d'obtenir malheureusement des céréales, des farines et des pains bien blancs mais aussi très pauvres en nutriments. C'est pourquoi il faut revenir à une nourriture moins raffinée : riz ou pâtes, demi-complets ou complets, farines bises et pain complet. Et puis, les aliments les plus riches en magnésium sont le plus souvent écartés des régimes amaigrissants, car ils ont la réputation de « faire grossir ». Non, non et non, tout cela est faux ! Cacao, chocolat noir, noix du brésil, amandes, noisettes, noix, sésame, lentilles, pois chiches, haricots ainsi que tous les fruits secs sont précieux et en plus très bons… Surtout le chocolat, à consommer chaque fois que votre corps les réclame.

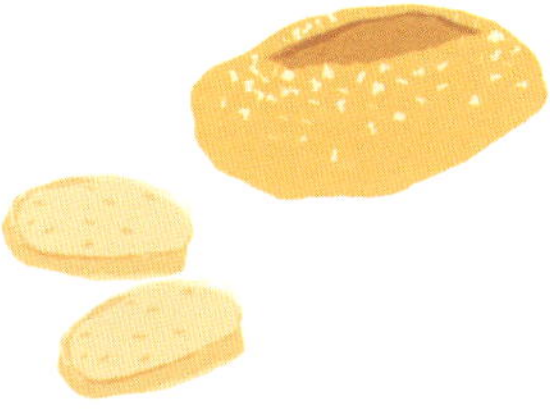

Pour une alimentation riche en magnésium

- des légumes verts tous les jours je mangerai,
- de chocolat noir à plus de 70 % de cacao je me délecterai,
- des graines de toutes sortes quotidiennement je picorerai (noix, noisettes, amandes, sésame, graines de courge...),
- des légumineuses chaque semaine je préparerai, en salade ou comme plat chaud, en galette végétale ou encore en soupe,
- du poisson ou des coquillages 2 à 3 fois par semaine je me régalerai,
- farines et pains blancs je remplacerai (par des farines et du pain demi-complet ou complet),
- et ainsi du magnésium je ne manquerai.

Fer (Fe)

Du latin *ferrum* (fer) ou de l'anglais *iron* ou *iren* (colère), en référence à la force de ce métal, le fer est indispensable à tous les mécanismes de respiration cellulaire, c'est un constituant de l'hémoglobine, qui transporte l'oxygène dans le sang, et de la myoglobine, qui est plutôt une forme de réserve d'oxygène au niveau du muscle. Le déficit en fer est assez fréquent chez les femmes, du fait des pertes menstruelles. Celui-ci est responsable de l'anémie avec pâleur de la peau, fatigue, palpitations, essoufflement.

La couverture des besoins nutritionnels en fer est difficile, car l'absorption intestinale est en général assez faible. Le fer alimentaire le mieux absorbé est celui de la viande ou du poisson, avec, en tête, le boudin ! Alors si vous l'aimez, ne vous en privez pas ! Sinon toutes les viandes, rouges ou blanches, se valent et la cuisson ne modifie en rien sa composition. Donc ne vous obligez pas à manger un steak saignant ou bleu si cela vous écœure : cuit « dur comme de la semelle », il contient autant de fer ! Par contre,

MON CONSEIL

Pour profiter au mieux du fer non héminique contenu dans les végétaux, œufs et produits laitiers, il faut associer au cours du même repas du fer héminique (viande ou poisson) et une source de vitamine C.
Par exemple :
– boudin, purée de pomme de terre, persil haché ;
– mesclun aux noix, huile d'olive et citron ;
– compotée pommes-abricots secs.

le fer contenu dans les légumes secs, les légumes, les fruits secs et oléagineux, ou les œufs est moins bien assimilé car certains constituants du repas comme les fibres, les tanins ou d'autres minéraux gênent son absorption.

Il est possible de favoriser cette assimilation en consommant au même repas des aliments riches en vitamine C. Alors quand les lentilles sont au menu, accompagnez-les de crudités assaisonnées avec de l'huile d'olive et du citron et parsemez de persil au dernier moment. Ou alors créez des salades « sucrées-salées », originales et colorées, avec des fruits frais émincés.

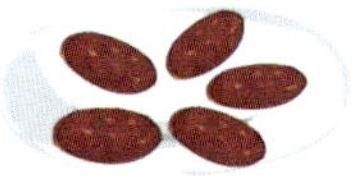

Recette de salade sucrée-salée

Disposez dans un saladier : de la salade de saison (endives, mesclun, mâche, batavia…), 1 avocat coupé en lamelles, quelques tomates cerises, les quartiers d'1 pamplemousse ou 1 orange pelée à vif et coupée en tranches (en fonction de la saison), 1 petite pomme en lamelles et une dizaine d'olives noires dénoyautées. Assaisonnez avec de l'huile d'olive et du citron, décorez avec du persil haché et quelques pignons de pin juste avant de servir.
Voici une entrée bonne autant au goût que pour fixer le fer !

Sodium (Na)

L'étymologie provient de l'arabe *sod* ou *souwad*, qui est une plante contenant beaucoup de soude (carbonate de sodium). Le symbole Na a été donné par le nom allemand ou latin *natrium*. Le sodium joue un rôle important dans la répartition de tous les liquides de l'organisme. Il intervient dans la régulation de la pression artérielle, la contraction musculaire et les échanges membranaires. Avec les bicarbonates, il participe au maintien de l'équilibre acido-basique.

Dans notre alimentation, le sodium est principalement apporté par le sel (qui est du chlorure de sodium), d'une part celui que l'on rajoute aux aliments et dont on peut contrôler la quantité, d'autre part celui consommé de façon insidieuse dans des aliments transformés dont la consommation est en constante augmentation.

Le pain est la première source de sodium en France, suivi de près par le fromage, la charcuterie et tous les produits cuisinés.

En général, et pour la plupart d'entre nous, nous mangeons trop de sel et pourtant les méfaits sur notre santé sont bien connus et depuis longtemps : augmentation du risque d'hypertension artérielle et de maladies cardio-vasculaires, mais aussi des cancers et de l'ostéoporose. Quelques mesures ont été mises en place pour en diminuer notre consommation. Mais en priorité, soyons acteurs de notre santé ! Commençons déjà par remplacer le sel blanc par du sel gris, qui contient moins de sodium et en plus tous les oligo-éléments marins ; usons et abusons des herbes, des aromates, des épices en cuisinant ; limitons fortement les produits industriels et surtout goûtons systématiquement avant de rajouter du sel.

Potassium (K)

L'origine du mot vient de l'allemand *pottash* (cendres en pots) car le carbonate de potassium était recueilli à partir des cendres de végétaux brûlés. Le nom latin *kalium* a donné le symbole K.

Avec le sodium, le potassium régule tous les échanges d'eau et de minéraux de l'organisme ainsi que l'équilibre acido-basique. Il se trouve en grande concentration dans les muscles, véritable réservoir de potassium, où se déroulent ses principales fonctions. Il intervient en effet dans la transmission de l'influx nerveux et les processus de contraction et de décontraction musculaire.

MON CONSEIL

Lorsque vous partez en balade ou en randonnée, ayez toujours avec vous des abricots secs et une banane. Faciles à transporter, ce sont les meilleurs « anti-coups de pompe » : ils vous « resucrent » quand la glycémie commence à flancher et en plus, leur teneur en potassium permet d'éviter les crampes.

Le manque de potassium provoque des crampes et des douleurs musculaires, ce sont en général les sportifs qui sont concernés, particulièrement lors des efforts longs et répétés. Le potassium est surtout apporté par les aliments d'origine végétale et tout particulièrement par les fruits secs, notamment la banane et l'abricot, la banane fraîche et les autres fruits frais, les pommes de terre, les châtaignes, les légumes secs et tous les légumes en général. Ces aliments ont aussi un fort pouvoir alcalinisant, c'est-à-dire qui permet de compenser l'excès d'acidité de notre organisme.

Iode (I)

Du grec *ioeidès* qui signifie violet, comme la couleur violette des vapeurs de l'iode lorsqu'il se sublime (ou s'évapore), l'iode est indispensable à la synthèse des hormones thyroïdiennes qui ont des effets physiologiques profonds sur l'ensemble de notre organisme. En effet, ces hormones accélèrent la synthèse et la dégradation de nombreuses substances, agissent sur le cœur, les muscles, le tube digestif et le système nerveux. La thyroïde est une glande majeure de l'organisme, et son dysfonctionnement a des retentissements profonds. Si elle devient paresseuse, on parle alors d'hypothyroïdie avec un métabolisme au ralenti, tout comme la personne d'ailleurs, qui est souvent fatiguée, frileuse avec une tendance à la prise de poids. Au contraire, lorsque la thyroïde « s'emballe », cela crée un hyperthyroïdisme. Le métabolisme est alors accéléré avec des palpitations, des insomnies accompagnées d'une perte d'appétit et de poids, parfois très importantes.

MON CONSEIL

Les besoins en iode sont augmentés durant la grossesse car l'iode est indispensable au développement du système nerveux et du cerveau du bébé. Mais attention ! Pas de coquillages quand on est enceinte à cause du risque d'intoxication alimentaire. Par contre, les poissons de mer, les crustacés et les algues sont sans danger et doivent être au menu régulièrement.

C'est en observant ces deux phénomènes que certains « amaigrisseurs » ont eu l'idée de concocter des mélanges à base d'extraits thyroïdiens. Ces mélanges, en stimulant la thyroïde, provoquaient une hyperthyroïdie artificielle, entraînant un amaigrissement rapide mais très dangereux. Heureusement, ces « cocktails » sont désormais interdits, mais combien de femmes ont vu leur thyroïde peiner à redémarrer ou être fortement perturbée après ce genre de traitements.

Pour couvrir les apports normaux en iode au quotidien, sauf allergie bien sûr, préférez leur absorption par les aliments qui en sont riches : les produits de la mer (poissons, coquillages, algues) mais aussi le soja, le lait, les produits laitiers. Les légumes, dont la teneur en iode est variable selon la composition des sols, peuvent être, selon les régions, d'excellentes sources d'iode.

Moussaka marine à la béchamel d'amande de Valérie Cupillard

J'achète les haricots de mer en magasin bio au rayon frais.
Hélène

La moussaka marine

- 3 belles aubergines
- 100 g de riz noir (ou nerone)
- 300 g de sauce tomate
- 150 g de haricots de mer frais conservés au sel
- 1 petite poignée de feuilles de basilic frais

Faites cuire le riz noir dans 25 cl d'eau sur feu doux. Couvrez.
Après 45 minutes, toute l'eau est absorbée, ôtez du feu.
Épluchez et coupez les aubergines en tranches dans le sens de la longueur. Faites-les poêler à l'huile d'olive.
Rincez soigneusement les haricots de mer dans un bol d'eau.
Dans un plat à four, étalez une première couche d'aubergine, parsemez de petites feuilles de basilic, puis étalez le riz cuit et les haricots de mer. Recouvrez avec une deuxième couche d'aubergine poêlée et étalez la sauce tomate.
Mettez au four 20 à 25 minutes à thermostat 6 (180 °C).

La béchamel d'amande

- 30 g de purée d'amande blanche
- 20 g de farine de riz complet
- 20 cl de lait de riz

Délayez la purée d'amande en y incorporant petit à petit un peu de lait de riz de façon à obtenir une crème.
Ajoutez la farine de riz et le restant de lait de riz. Salez et placez sur feu doux en remuant jusqu'à épaississement.
Après cuisson, sortez la moussaka du four et étalez la béchamel.
Parsemez de petites feuilles de basilic et servez aussitôt ou faites gratiner quelques minutes.

Retrouvez toutes les recettes gourmandes de Valérie Cupillard dans *Mes assiettes gourmandes.*

MON CONSEIL

Les graines oléagineuses et tout particulièrement le sésame, les graines de courge, de tournesol et les cacahuètes sont de véritables mines de zinc ! Dans la cuisine végétarienne, on les utilise souvent en les parsemant sur les salades ou les plats chauds. Vous pouvez aussi les faire légèrement griller dans une poêle à sec sur feu très doux ou les ajouter dans des cakes, des tartes salés ou du pain, et c'est vraiment délicieux !

Zinc (Zn)

Son nom vient de l'allemand *zinke* (dent), car les cristaux de zinc ont une forme acérée et pointue à la sortie des fourneaux.

C'est un oligo-élément majeur qui intervient dans un grand nombre de fonctions de notre organisme en participant à plus de deux cents réactions enzymatiques. Il est indispensable à la régulation hormonale de nombreuses glandes, à la croissance, à la cicatrisation, à une bonne immunité. Il assure la solidité de nos cheveux, nos ongles et notre peau, et prévient le vieillissement cutané par son action antioxydante. Il contribue à une bonne acuité gustative et olfactive. En effet, en cas de déficit en zinc, nos papilles et notre nez sont moins performants !

Les besoins sont difficiles à couvrir car c'est le minéral le plus difficile à absorber. Bon nombre de constituants de notre alimentation, la plupart pourtant indispensables à notre santé, perturbent son assimilation comme les fibres, les tannins, d'autres minéraux et l'alcool. Les sources alimentaires sont principalement d'origine animale et les végétariens sont plus sujets au déficit en zinc. Les huîtres (comme d'habitude en matière d'oligo-éléments !) sont les meilleures sources. Saviez-vous que quatre huîtres suffisent pour apporter la quantité nécessaire en zinc de la journée ? Mais pour les amateurs, rassurez-vous, il n'y a pas de risque de surdosage avec une (ou plusieurs !) douzaine.

On trouve aussi du zinc dans les autres coquillages, le poisson, la viande et les œufs, mais aussi dans les graines de sésame, courge et tournesol, le germe de blé, les légumes secs et les céréales complètes.

Chrome (Cr)

Du grec ancien *khrôma* puis du latin *chroma*, qui signifient « couleur », en référence à ses composés diversement colorés.

Le chrome est indispensable au métabolisme des glucides, il potentialise l'action de l'insuline et participe ainsi activement à l'équilibre de la glycémie. En diminuant les hypoglycémies, il calme les envies intempestives de sucre et modère la sensation de faim. Le chrome intervient aussi dans le métabolisme des lipides puisqu'il contribue à réguler les taux de cholestérol et de triglycérides sanguins. Les sources alimentaires sont variées : on en trouve dans le foie, les viandes et les œufs, mais aussi dans la levure de bière, les pommes de terre, le brocoli, les haricots verts, les noix, les asperges, le gruyère, la prune, la bière et le poivre. Pensez à consommer régulièrement ces aliments pour couvrir vos besoins en chrome.

Idée de repas « concentré en chrome »

Salade composée : pommes de terre, haricots verts, noix, œuf mollet, le tout arrosé d'huile d'olive et saupoudré de levure de bière et de poivre.
Avec en option pour les amateurs : une p'tite bière !

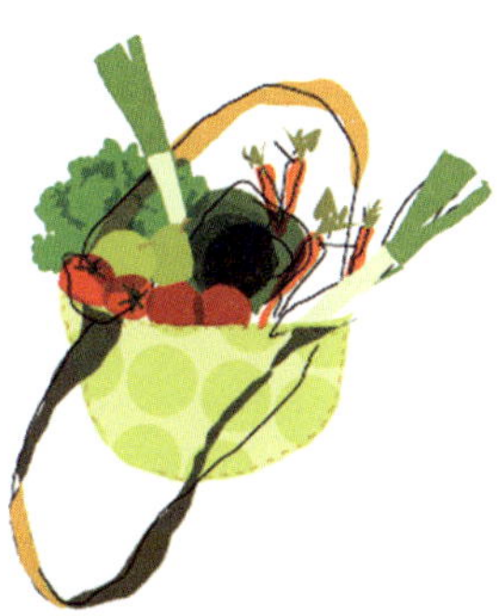

Sélénium (Se)

Du grec *selene* (lune) car le tellure, terre, un autre oligo-élément, accompagne toujours le sélénium dans la nature, tout comme la terre et la lune sont indissociables.

Le sélénium est un antioxydant qui protège l'ensemble de notre organisme des méfaits des radicaux libres et plus particulièrement la peau, les artères et les yeux. Il joue donc un rôle fondamental dans la prévention du vieillissement cellulaire, des maladies cardio-vasculaires et du cancer.

La noix du brésil

Particulièrement riche en sélénium, deux noix du Brésil suffisent à couvrir nos besoins journaliers en sélénium ! Vous les trouvez facilement en vrac en magasin bio mais n'en achetez pas trop à la fois car elles sont assez onéreuses et surtout elles rancissent vite. N'hésitez pas à les mettre dans un bocal en verre et s'il fait très chaud, gardez-les au réfrigérateur.

Le sélénium renforce aussi notre immunité et lutte contre l'inflammation. Il y a quelques années, le sélénium avait le « vent en poupe » dans les « stratégies anti-âge » grâce à son action préventive du vieillissement. De nombreuses personnes ont donc multiplié les doses et les différents produits pensant rajeunir d'autant ! Eh bien non, c'est exactement le contraire qui s'est produit car au-delà d'une certaine quantité, le sélénium est oxydant et toxique. Donc prudence ! Sachez, tout de même, qu'avec les aliments on ne craint pas le surdosage. Le sélénium est présent dans les noix et graines (surtout noix du brésil), les fruits de mer, les foies, les poissons gras, les œufs, la viande, le lait et les fromages mais aussi dans l'ail, l'oignon, les algues, les céréales complètes et la levure de bière.

Silicium (Si)

Le silicium doit son nom à son principal composé, la silice, qui vient du latin *silex*, « caillou ».

C'est un constituant de la plupart des tissus de notre organisme, et tout particulièrement des os, dont il assure la solidité avec la complicité du calcium, du phosphore et du magnésium. Il retarde le processus de vieillissement cellulaire et stimule le système immunitaire. Le silicium favorise la souplesse et l'élasticité de la peau, mais aussi des tendons et des articulations. Cette action est très intéressante pendant la grossesse, après l'accouchement ou après un amaigrissement important pour contrer le relâchement cutané ou atténuer les vergetures. Le silicium se trouve en bonne quantité dans la prêle, le bambou et l'ortie, mais ils ne font malheureusement pas partie de nos aliments courants !

Avez-vous déjà goûté la soupe d'ortie ? Je vous le conseille vivement, c'est délicieux ! Sinon, les betteraves, l'ail et l'oignon en contiennent, ainsi que les céréales complètes, les pommes de terre et les haricots verts. Dans certaines situations particulières comme la grossesse, en cas d'ostéoporose, pour permettre la consolidation d'une fracture…, et après avis médical seulement, il peut être intéressant de prendre de la silice organique sous forme de compléments alimentaires.

Bière et ostéoporose

Une récente étude britannique montre que la consommation modérée de bière (25 cl/jour) chez les femmes en période de ménopause permettrait de prévenir l'ostéoporose. Cet effet bénéfique de la bière sur la densité osseuse est attribué à la présence de silicium, minéral important pour la formation et la solidité des os, mais aussi d'éthanol (alcool) et de phytœstrogènes qui favoriseraient également la densité osseuse.
Les recherches démontrent aussi que le taux d'absorption du silicium à partir de la bière, surtout la bière légère et celle à base de malt d'orge, est le plus élevé de tous les aliments… De quoi déculpabiliser tous ceux qui apprécient de prendre un petit demi en terrasse !

Recette de soupe d'ortie

Si au cours d'une balade, vous avez ramassé des orties (n'oubliez pas vos gants !), lancez-vous et faites une bonne soupe : lavez 4 à 5 poignées d'ortie et ne gardez que les feuilles. Émincez un oignon et faites-le dorer dans une cocotte avec 2 cuillerées à soupe d'huile d'olive. Épluchez, lavez et coupez en dés 4 pommes de terre, rajoutez-les à l'oignon ainsi que les feuilles d'orties. Salez, poivrez et recouvrez d'eau (environ 1 litre) puis laissez cuire 20 à 30 minutes sur feux doux, mixez et… dégustez !

Privilégier les aliments de qualité

Tous ces micronutriments sont d'une importance capitale pour notre santé et plutôt que d'envisager d'emblée une supplémentation pour éviter tout risque de déficit, commencez par acheter des fruits et des légumes frais, de saison, et le plus possible de production locale. Et si, en plus, ces produits sont issus de l'agriculture biologique, c'est encore mieux. Eh oui, pour cela, il faut s'organiser en semaine ou le samedi matin, pour aller au marché par exemple. Mais vous verrez, l'ambiance des marchés, comme celles des AMAP, est très sympathique, et c'est toujours l'occasion de rencontrer des producteurs ou d'autres consommateurs et même parfois d'échanger des recettes !

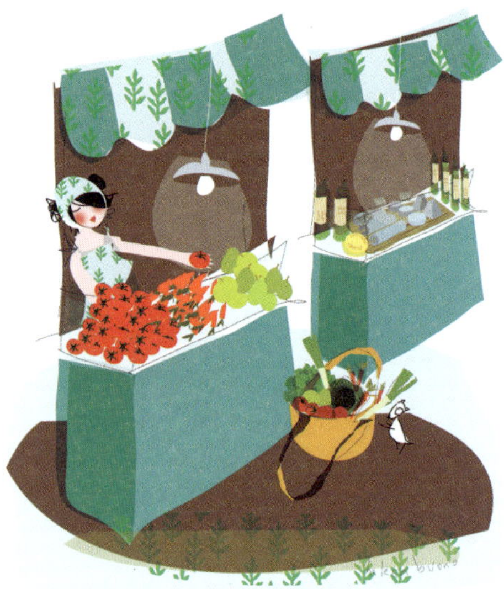

Une ribambelle de vitamines

En 1890, un chercheur polonais met en évidence une substance extraite de la cuticule de riz susceptible de guérir une maladie appelée béribéri. C'est cette substance qu'il va appeler vitamine en 1911, créant ainsi un concept révolutionnaire : la notion de facteur nutritionnel indispensable à la vie, que l'homme ne peut synthétiser en quantité suffisante et qu'il doit trouver quotidiennement dans son alimentation. Treize substances répondent à cette définition, quatre sont solubles dans les graisses ou liposolubles, ce sont les vitamines A, D, E, K, et neuf sont solubles dans l'eau ou hydrosolubles, ce sont les vitamines du groupe B et C. Les vitamines n'ont pas de valeur énergétique.

Vitamine A

La vitamine A, ou rétinol, participe aux mécanismes de la vision, ce qui la rend très précieuse pour nos yeux. Elle est aussi indispensable au bon état de la peau, des muqueuses, et améliore leur cicatrisation. La vitamine A n'existe que dans les aliments d'origine animale comme le foie, le jaune d'œuf et le beurre. Les légumes et les fruits colorés apportent du ß-carotène qui est une provitamine A, c'est-à-dire qu'il est capable de se transformer en vitamine A dans l'organisme en fonction des besoins. Les carotènes sont par ailleurs des antioxydants puissants, en particulier pour notre peau.

MON CONSEIL

Si vous aimez le vrai et bon beurre sur les tartines du matin, ne vous en privez pas : une cuillère à café couvre ¼ de nos besoins quotidiens. Mais attention, j'ai bien dit du vrai beurre et pas ces espèces de pâtes à tartiner ou margarines colorées, aromatisées et enrichies en vitamine A synthétique !

Manger de la « vraie » vitamine A est très important car cela permet aux carotènes de prendre soin de notre peau plutôt que de continuellement se transformer en vitamine A.

Vitamine D

La vitamine D ou calciférol est appelée la vitamine « antirachitique », bien connue pour son rôle et son importance dans le développement, l'entretien et la bonne minéralisation de notre squelette. Ce n'est pas pour rien que nos mères ou nos grands-mères nous forçaient à avaler régulièrement une cuillerée d'huile de foie de morue (beurk !).

Depuis quelques années, la vitamine D fait parler d'elle dans bien d'autres domaines. De nombreuses études scientifiques récentes montrent qu'elle joue un rôle dans la prévention des troubles métaboliques, des maladies cardio-vasculaires et des cancers. La vitamine D stimule également le système immunitaire et permet de mieux résister aux infections, en particulier l'hiver et son cortège de rhume, angine, pharyngite, bronchite et grippe. On utilise aussi des dérivés de cette vitamine pour traiter le psoriasis.

Les études le montrent

Une étude japonaise réalisée en 2010 sur 334 écoliers a montré qu'une supplémentation de 1 200 UI/j de vitamine D réduisait le risque de développer une grippe de 64 % (Urashima M. *et al.*, 2010).
En 2003, une étude très intéressante a été réalisée en Arabie Saoudite sur des personnes de 15 à 52 ans souffrant de douleurs chroniques du dos. 83 % d'entre elles manquaient de vitamine D et une supplémentation a permis l'amélioration des symptômes de 95 % des participants (Al Faraj S., Al Mutairi K., 2003).

Les carences en vitamine D

Selon l'institut de veille sanitaire, 80 % de la population en France manque de vitamine D et ce déficit touche la majorité de la population mondiale. Les causes sont nombreuses : le manque de soleil (crèmes protectrices, vêtements couvrants, nuages, pollutions, hiver), l'âge, le surpoids, certains médicaments ou encore un mauvais fonctionnement de certains de nos organes (intestin, foie ou reins).

La vitamine D est peu présente dans l'alimentation et ne permet de couvrir que 10 % de nos besoins. Pour les 90 % restants, c'est notre peau qui la synthétise sous l'effet des rayons UVB du soleil. Mais de novembre à avril, aucune fabrication n'est possible compte tenu de l'inclinaison de la terre. C'est donc de mai à septembre que 20 minutes d'ensoleillement quotidien devraient nous permettre de « faire le plein » pour l'année… Mais la réalité est bien différente. Le mauvais temps au printemps ou en été, la pollution, les crèmes solaires empêchent la synthèse de vitamine D. Et nous voilà donc carencés !

L'Académie nationale de médecine estime, à juste titre, que les apports nutritionnels recommandés en France pour l'adulte (5 µg ou 200 UI/j) sont fortement sous-estimés et conseille de s'aligner sur les données des experts soit :

- 800 à 1 000 UI ou 20 à 25 µg/j pour les enfants et adultes (soit 4 à 5 fois plus) ;
- 1 000 à 1 500 UI ou 25 à 37,5 µg/j de 50 à 70 ans ;
- 1 500 UI ou 37,5 µg/j après 70 ans.

Les solutions

Bien sûr, je vous conseille de manger du poisson gras trois fois par semaine et de préférence du poisson sauvage. Le saumon sauvage, par exemple, contient cinq fois plus de vitamine D que le saumon d'élevage. Vous pouvez aussi consommer des foies de morue en conserve, délicieux sur des croûtons grillés avec une petite salade !

Le saviez-vous ?

Pour couvrir les apports recommandés par les experts pour les enfants et les adultes (20 à 25 µg), il faudrait chaque jour au moins 2 boîtes de sardines à l'huile d'olive ou 300 g de saumon ou 25 œufs !

Mais pour beaucoup d'entre nous ce n'est pas suffisant, surtout pour ceux qui habitent des zones où l'ensoleillement est peu important ! Parlez-en à votre médecin et si le dosage sanguin de vitamine D révèle une carence, prenez bien le complément qu'il vous conseille. L'idéal : les gouttes de vitamine D à prendre quotidiennement car les ampoules à fort dosage sont certes pratiques, mais bien moins efficaces.

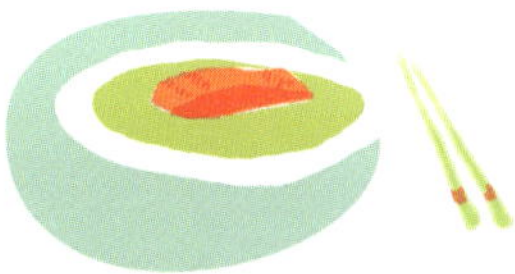

Vitamine E

La vitamine E, ou tocophérol, est avant tout un antioxydant. Son rôle essentiel est de protéger les graisses de l'oxydation, que ce soit celles de notre corps ou celles présentes naturellement dans les aliments. Dans l'organisme, la vitamine E empêche les lipides circulant dans nos vaisseaux sanguins de s'oxyder et de se déposer sur leurs parois, jouant ainsi un rôle important dans la prévention des maladies cardio-vasculaires. Elle protège aussi les lipides qui composent les membranes cellulaires, comme celles de la peau, et ralentit le vieillissement cutané, ou celles des globules rouges, ce qui prolonge leur durée de vie.

Le beurre, les poissons gras et les œufs contiennent de la vitamine E, mais ce sont surtout les huiles vierges et de première pression à froid qui en apportent d'importantes quantités. Dans les huiles raffinées donc industrielles, on rajoute de la vitamine E de synthèse, beaucoup moins efficace et active, puisque la chaleur a détruit la vitamine naturelle. Pour assurer un bon apport au quotidien, privilégiez donc l'huile vierge de germe de blé (largement en tête), l'huile vierge de tournesol, de cameline, de chanvre et de sésame, ainsi que les graines de tournesol (essayez la recette ci-contre). Je vous invite à goûter ces différentes huiles savoureuses et précieuses !

En réalité, on ne devrait pas parler de la vitamine E mais des vitamines E. Il s'agit en effet d'une famille de substances qui diffèrent légèrement les unes des autres et aux noms un peu compliqués, α, β, δ ou γ-tocophérols et α, β, δ ou γ-tocotriénols. Elles sont toutes présentes dans les aliments dans des proportions bien précises, ce qui rend leur action plus puissante, donc plus efficace. La forme synthétique de la vitamine E que l'on trouve dans certains produits industriels ou compléments alimentaires est l' α-tocophérol. Une seule substance sans ses autres « frères, sœurs, cousins et cousines » est bien moins efficace. Rien ne vaut les sources naturelles, avec une cuillère à café d'huile de germe de blé, vous avez votre quota de vitamine E pour la journée !

Potofu de printemps et aïoli de tournesol à l'algue rouge de Valérie Cupillard

L'aïoli de tournesol à l'algue rouge (à prévoir à l'avance)

- 60 g de graines de tournesol décortiquées
- 2 c. à s. de dulse (algue fraîche conservée au sel)
- 2 gousses d'ail nouveau
- 2 c. à s. d'huile de colza
- 1 c. à s. de jus de citron
- 2 brins de persil

Mettez les graines de tournesol dans un bol d'eau.

Après 2 à 3 heures de trempage, rincez-les tout en frottant pour ôter les petites peaux.

L'astuce pour s'en débarrasser facilement consiste à remplir le bol d'eau, à frotter les graines puis à les laisser retomber.

Les petites peaux surnagent et on peut ainsi les jeter plus facilement avec l'eau de rinçage.

Rincez la dulse dans un petit bol d'eau pour ôter le sel, déchirez-la en morceaux.

Versez les graines de tournesol dans un petit mixeur à lame, ajoutez les gousses d'ail épluchées et écrasées, l'huile de colza, la dulse, le persil ciselé, le jus de citron et deux pincées de sel fin (ou de sel rose).

Mixez le tout en incorporant 3 c. à s. d'eau tiède pour émulsionner la sauce.

Réservez au frais.

Le potofu

- 4 à 6 pommes de terre nouvelles
- 4 à 6 jeunes carottes
- 2 jeunes poireaux
- 100 g de tofu nature

Mettez les carottes et les pommes de terre brossées et non épluchées dans le panier d'une cocotte à fond épais. Ajoutez les jeunes poireaux et procédez à une cuisson douce à la vapeur.

Coupez le tofu en tranches et posez-les quelques minutes sur les légumes cuits dans le panier vapeur pour les réchauffer.

Dégustez les légumes et le tofu avec l'aïoli de tournesol.

Retrouvez toutes les recettes gourmandes de Valérie Cupillard dans *Mes assiettes gourmandes.*

Vitamine K

La vitamine K, ou phylloquinone, est la vitamine « antihémorragique » car elle est indispensable à la coagulation sanguine et permet également la fixation du calcium. On la trouve dans de nombreux aliments, en particulier dans tous les choux sans exception, ainsi que les légumes à feuilles très vertes. Et puis, l'organisme sait la fabriquer grâce à notre flore intestinale, donc pas de tracas avec la vitamine K !

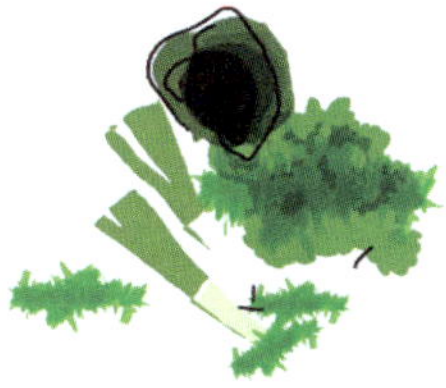

Vitamines du groupe B

Les vitamines du groupe B sont au nombre de huit, on trouve les vitamines B1, B2, B3, B5, B6, B8, B9 et B12. Eh oui, il y a des trous dans la suite de chiffres ! Chacune a ses propriétés bien spécifiques, mais elles ont toutes en commun de participer au métabolisme énergétique, cela signifie que c'est grâce à elles que nos aliments sont transformés en énergie.

Dans quels aliments ?

À quelques exceptions près, elles sont apportées par les mêmes aliments : les abats, les œufs, les viandes et les poissons, la levure de bière, le germe de blé, les céréales complètes et les légumineuses, les légumes et les fruits, le lait et les produits laitiers. Seule la vitamine B12 n'est apportée que par les aliments d'origine animale et les végétaliens – et non les végétariens – sont souvent carencés.

Les œufs contiennent toutes les vitamines du groupe B : B1, B2, B3, B5, B6, B8, B9, B12 plus les vitamines A, D, E, K… bref, toutes sauf la vitamine C ! Nul n'est parfait…

Les foies d'animaux apportent toutes les vitamines, de nombreux minéraux et oligo-éléments. Mais attention, le foie est un organe « filtre » qui concentre les substances toxiques (antibiotiques, cortisones, hormones, conservateurs…) destinées à être éliminées et donc, si vous voulez profiter de ces bienfaits nutritionnels, il doit impérativement provenir d'élevages « bio » ou naturels.

Et en pratique

Une alimentation diversifiée devrait théoriquement permettre la couverture des besoins journaliers, mais le raffinage des céréales, l'épuisement des sols et les cuissons à trop forte température entraînent une diminution considérable de nos apports. Le stress et le vieillissement sont consommateurs des vitamines du groupe B.

Privilégiez donc les produits non raffinés, complets ou demi-complets (pain, farines, pâtes, riz), nettoyez rapidement vos légumes à l'eau sans les laisser tremper et cuisinez à la vapeur, à l'étouffée et à température douce (moins de 100 °C) le plus souvent possible. Adoptez une bonne hygiène de vie qui permet également de mieux supporter les situations stressantes et d'économiser ces précieuses vitamines et autres micronutriments. Mesdames, deux vitamines du groupe B sont particulièrement importantes pour vous : la vitamine B6 et la vitamine B9 !

Vitamine B6

La vitamine B6, ou pyridoxine, est indispensable au bon fonctionnement du système nerveux en général. Elle intervient dans la synthèse des neuromédiateurs : dopamine, sérotonine et GABA, et permet l'assimilation du magnésium. Elle est impliquée à de nombreux niveaux dans le métabolisme des protéines. L'alcool et la pilule contraceptive augmentent les besoins en vitamine B6. Les déficits sont fréquents et entraînent de la fatigue, des insomnies, des humeurs dépressives et un syndrome prémenstruel chez les femmes. Pour éviter cela, consommez régulièrement de la levure de bière, du poisson gras, des œufs, des noix et noisettes, des bananes, des pommes de terre, des avocats et des fruits secs.

Vitamine B9

La vitamine B9, ou acide folique, est elle aussi importante pour la femme et tout particulièrement lorsque se dessine un « projet bébé », puis durant la grossesse. Elle est indispensable à la formation de la moelle épinière (ou tube neural) du fœtus jusqu'au cinquième mois de grossesse.

MON CONSEIL

Levure de bière ou de germe de blé sont des trésors de vitamines B (sauf B12) à petits prix ! En saupoudrant régulièrement vos crudités ou salades, vous vous assurez dynamisme, bonne mine, et chevelure de rêve !

L'acide folique participe à la formation des globules rouges ce qui permet de prévenir certaines formes d'anémies. Il est nécessaire à la formation des acides nucléiques (ADN, ARN) qui contiennent et copient l'information génétique, ainsi qu'à la reproduction cellulaire. Du latin *folium*, qui signifie « feuilles », on le trouve en abondance dans tous les légumes verts, et en particulier dans les épinards, le cresson ou la mâche. Lavez-les rapidement sans les laisser tremper sinon la vitamine B9 s'en ira… avec l'eau !

Vitamine C

La vitamine C, également connue sous le nom d'acide ascorbique, est sans aucun doute la plus populaire de toutes les vitamines, mais paradoxalement aussi la moins connue. Son intérêt nutritionnel ne se limite pas seulement à stimuler nos défenses immunitaires. La vitamine C est nécessaire à la fabrication du collagène, protéine majeure du tissu conjonctif, omniprésent dans tout notre corps (peau, os, tendons, cartilages, organes). Elle participe aussi au métabolisme du fer, à la synthèse de nombreux composés et diminue la réaction allergique. Enfin, la vitamine C est antioxydante et protège particulièrement les fumeurs des effets toxiques de la cigarette, c'est pourquoi leurs besoins journaliers sont supérieurs à ceux des non-fumeurs.

Les fruits et les légumes nous apportent théoriquement la vitamine C nécessaire chaque jour à notre organisme. Sachez tout de même qu'elle n'est présente dans les végétaux seulement quelques jours avant leur maturité complète ! D'où l'intérêt de manger des fruits et des légumes cueillis mûrs. Les sources naturelles sont toujours plus intéressantes, car certaines substances présentes dans les aliments, comme les flavonoïdes, rendent son action plus efficace et plus puissante. Les aliments les plus riches en vitamine C sont l'acérola, petite cerise brésilienne, et le fruit de l'églantier. Mais plus facile à consommer, il y a aussi le kiwi, tous les fruits rouges (surtout le cassis) et les agrumes, ainsi que les légumes, en particulier le persil et les choux. Pour profiter pleinement de la vitamine C, les fruits doivent être mangés crus, rapidement après cueillette, et les légumes préparés au dernier moment, car la vitamine C est très fragile et détruite à la cuisson, à la lumière, à l'air et par dissolution.

Riche en vitamine C

Au palmarès des trois légumes les plus riches en vitamine C, nous avons :
1. le persil (170 mg/100 g)
2. le poivron rouge (126 mg/100 g)
3. le brocoli (110 mg/100 g)

À la portion, c'est le poivron rouge qui se place largement devant.
En effet, il n'est pas facile de manger 100 g de persil et le brocoli cuit perd une grosse partie de sa vitamine C.

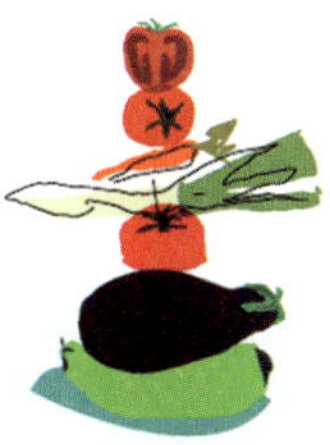

Les antioxydants, secrets de jouvence

Tous les êtres vivants doivent résoudre un problème insoluble : l'oxygène est indispensable à la vie, mais il faut aussi s'en protéger car c'est lui qui nous tue à petit feu chaque jour, arrachant un petit bout de membrane par-ci, abîmant une protéine par-là. Nous vieillissons tout simplement parce que nous nous oxydons, de la même manière que le caoutchouc durcit ou que le métal rouille si on les laisse sans protection face aux intempéries.

Les radicaux libres

Les radicaux libres sont des composés devenus instables à la suite d'un phénomène physiologique qui a arraché ou ajouté un électron à leur surface. Ils sont hautement agressifs et agissent comme de véritables terroristes, volant les électrons d'autres molécules afin de retrouver leur stabilité. C'est le début d'une réaction en chaîne qui vandalise tout sur son passage. Les radicaux libres existent naturellement dans notre organisme et ne sont pas toujours néfastes, par exemple ils sont produits par les globules blancs pour attaquer les bactéries ou les virus, cela fait partie du processus des défenses immunitaires. C'est seulement s'ils sont fabriqués en trop grande quantité et pas au bon endroit que les ennuis commencent !

Les radicaux libres attaquent tous azimuts : ils ont une grande affinité pour les lipides de nos membranes, ce qui rend nos cellules très vulnérables face aux toxines, aux toxiques et aux microbes. Ils rigidifient les membranes souples et assouplissent les tissus qui devraient rester rigides, « vandalisent » les mitochondries où se déroule la production d'énergie, ils s'attaquent à l'ADN… Intervient alors notre système interne de défense, composé d'antioxydants qui piègent et transforment les radicaux libres en composés inoffensifs.

Ce processus est puissant, mais il peut s'avérer insuffisant quand les situations oxydantes sont trop nombreuses. Ce n'est qu'à ce moment-là que les troubles apparaissent : on observe surtout un vieillissement prématuré, mais aussi une fatigue chronique, une baisse de l'immunité, une augmentation des risques cardio-vasculaires ou des phénomènes inflammatoires chroniques.

MON CONSEIL

Les situations oxydantes sont le tabagisme, le stress chronique ou aigu, les expositions au soleil, aux polluants, l'excès de nourriture, les maladies et traitements médicamenteux, la pratique du sport intensif… La plupart de ces situations peuvent être améliorées par une bonne hygiène de vie mais, attention, n'essayez pas de toutes les modifier en même temps, cela s'avère trop difficile. Prenez les situations les unes après les autres et corrigez-les à votre rythme : *chi va piano va sano* !

Les antioxydants jouent les protecteurs

La nature nous a naturellement dotés d'un système de défense contre les radicaux libres, les antioxydants. Certains sont fabriqués dans notre corps, d'autres sont apportés par notre alimentation. Ils sont nombreux et ont deux positions stratégiques leur permettant de lutter contre les radicaux libres, dans la cellule, siège des réactions vitales, et dans la membrane, qui joue un véritable rôle de protection. Mais il n'y a pas de « patrouilles de défense » à l'extérieur de la cellule, ce qui permet aux radicaux libres de se promener aisément dans le milieu circulant. Les antioxydants les plus connus sont les vitamines C, E, les caroténoïdes, le glutathion, les polyphénols, le coenzyme Q10, mais aussi des oligo-éléments comme le zinc et le sélénium.

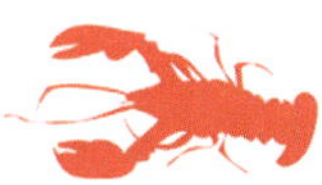

Les antioxydants dans l'alimentation

Le saviez-vous ?

Les carottes râpées sont riches en β-carotène, mais pour qu'il soit bien absorbé par votre corps, il faut impérativement assaisonner les carottes avec de l'huile. Natures, les carottes ne vous feront donc pas les cuisses roses et ne vous rendront pas aimables non plus ! Quand je vous dis que les bonnes huiles ne vous feront pas grossir et sont des trésors de bienfaits, en voici encore un exemple ! La tomate est plus antioxydante cuite que crue, car la cuisson augmente l'assimilation du lycopène. Ainsi la sauce tomate « maison » faite avec de bonnes tomates de saison, de l'huile d'olive, de l'ail, oignon et basilic frais est une véritable source de jouvence !

Les aliments riches en antioxydants sont les fruits et légumes frais de couleur vive comme les carottes riches en carotènes, les tomates en lycopène, les pousses de brocoli en sulforaphane, les fruits rouges en anthocyanes, le raisin en polyphénols et donc aussi le vin rouge, le thé vert en catéchines, les huiles vierges en vitamine E. Mais on trouve aussi des antioxydants dans les fruits secs, les légumineuses, les aromates comme l'ail et l'oignon, les épices comme le curcuma et… le chocolat !

Pour ralentir le vieillissement, commencez par limiter la prise d'aliments qui nous oxydent, donc nous « rouillent », en favorisant la production de radicaux libres. Ces aliments à éviter sont tous les produits industriels très riches en sucre blanc et en graisses saturées ou trans, les additifs alimentaires, l'alcool, les aliments grillés, brûlés, fumés… Préférez une alimentation simple, saine et basée sur la variété et le plaisir : des légumes et fruits frais colorés, de saison, de terroir et bio si possible, assaisonnés avec des huiles vierges et de première pression à froid et avec des aromates (ail, oignon, échalote) à volonté, des épices comme le curcuma, le poivre,

Jus frais et antioxydant

Pour un jus aux vertus antioxydantes, passez à l'extracteur de jus ou à la centrifugeuse 1 orange, ½ citron bio avec la peau, 1 carotte, quelques fruits rouges frais selon la saison (ou surgelés l'hiver), 1 petit bout de gingembre et/ou de curcuma frais.

le gingembre, la cannelle, les clous de girofle, du thé vert régulièrement (infusé 10 minutes), un verre de vin rouge si vous aimez et bien sûr n'oubliez pas le chocolat noir quand vos papilles vous le réclament !

Boisson antioxydante « maison »

Pour préparer une boisson antioxydante, il faut :
- du thé vert en feuilles (Chine, Japon, Inde, Sri Lanka…)
- des épices (clous de girofle, cannelle, gingembre, poivre noir, baies roses, cardamome…), que vous dosez selon votre goût

Écrasez au pilon les clous de girofle (j'en mets beaucoup parce que j'adore ça, mais attention c'est fort), le poivre noir et le bâton de cannelle et laissez les baies roses entières. Ajoutez ensuite du gingembre en poudre, des graines de cardamome et mélangez le tout au thé vert bio en feuilles. Le thé vert s'imprègne alors très bien des différentes épices et la boisson est ainsi plus goûteuse.
Vous n'en avez pas préparé d'avance ? Pas de problème, faites infuser du thé vert 10 minutes avec 1 clou de girofle, 1 ou 2 grains de poivre noir, 1 baie rose, une pointe de cannelle en poudre, 1 petit morceau de gingembre (frais ou en poudre).

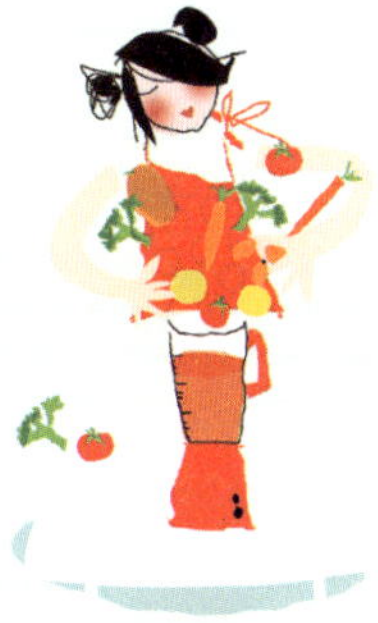

L'eau, source de vie

Le besoin en eau est le plus impérieux de tous les besoins nutritionnels. On peut vivre sans nourriture pendant un bon moment car notre organisme sait s'adapter, mais rester 2 à 3 jours sans eau entraîne la mort. Nous ne possédons pas de réserve d'eau, il faut donc boire régulièrement tout au long de la journée pour couvrir les apports indispensables à l'hydratation des cellules de notre corps.

La répartition dans notre corps

Adulte, notre corps est composé en moyenne de 55 à 65 % d'eau. L'homme a une masse hydrique plus importante que la femme du fait de sa plus grande masse musculaire. Ce pourcentage diminue progressivement avec l'âge pour ne représenter plus que 50 % environ vers 75 ans. Les 35 à 50 litres d'eau que nous possédons, soit tout de même 35 à 50 kg, sont localisés à l'intérieur de la cellule, c'est l'eau intracellulaire, et aussi à l'extérieur. Cette eau extracellulaire bouge, et circule comme le sang, la lymphe ou les liquides digestifs, par exemple. Afin de compenser chaque jour les pertes normales par les urines, la sueur, la respiration et les selles, notre organisme doit être en permanence alimenté en eau.

Quelle eau faut-il boire ?

L'idéal est de boire une eau peu minéralisée car moins elle est « chargée » en minéraux au départ, plus elle permet de dissoudre des substances sur son passage et de jouer son rôle de solvant. Il est très difficile de répondre à la question : faut-il boire l'eau du robinet, en bouteille ou filtrée ? En effet, il n'y a pas d'eau parfaite, sinon l'eau jaillissante de la terre que l'on boit à la source !

L'eau est un très bon solvant, sa structure biochimique permet de dissoudre facilement toutes les substances, bonnes ou mauvaises, sans discrimination aucune : les minéraux, les vitamines, les protéines, les glucides, les hormones… mais aussi les déchets métaboliques, les toxines et les toxiques. Après dissolution, l'eau transporte ces éléments vers les tissus qui en ont besoin, ou les dirige vers les voies d'élimination (rein, intestin, foie, peau). L'eau participe aussi à toutes les réactions biochimiques au sein de notre organisme et permet le maintien d'une température constante à l'intérieur du corps.

L'eau du robinet

L'eau du robinet est particulièrement économique (par rapport aux eaux en bouteille) et pratique (puisqu'elle est livrée directement à la maison). Elle est bien sûr potable, c'est-à-dire conforme aux normes bactériologiques et physicochimiques (germes, pH, turbidité, dureté, fluor, pesticides, nitrates). Mais attention, les taux de nitrates et de pesticides peuvent être parfois dépassés dans certaines régions agricoles où les sols sont régulièrement pollués. On peut également trouver des résidus d'hormones, de médicaments… Enfin, la présence de chlore, indispensable à la désinfection, n'est pas toujours très agréable au goût.

N'hésitez pas à demander à votre mairie les résultats d'analyses de l'eau de distribution effectués très régulièrement. Sinon, faites comme moi, allez sur le site : www.sante.gouv.fr/resultats-du-controle-sanitaire-de-la-qualite-de-l-eau-potable.html. Cliquez sur votre région puis sélectionnez département et commune. Les analyses mensuelles s'affichent alors.

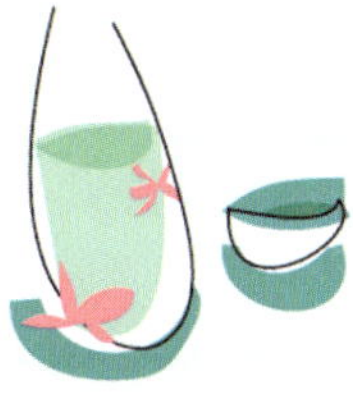

Un impact écologique et sanitaire

Les bouteilles en plastique (PETE ou PVC) sont polluantes et non écologiques. La fabrication, le conditionnement et le transport nécessitent une énorme quantité de pétrole (bilan carbone catastrophique). La durée de vie d'une bouteille est extrêmement courte, elle se retrouve au mieux en poubelle de tri mais la majeure partie finit dans les ordures ménagères ou dans la nature... Or, il faut environ 1 000 ans à une bouteille pour se dégrader.
Soyons donc éco-responsables, réservons l'eau en bouteille aux situations exceptionnelles (déplacement, voyages, etc.).

L'eau en bouteille

Les eaux en bouteille proviennent de nappes ou de gisements souterrains bactériologiquement sains et protégés normalement de tout risque de pollution. Pourtant, une étude récente (avril 2013) de l'Institut national des consommateurs a montré en effet que 20 % des bouteilles analysées contenaient des traces de pesticides ou de médicaments !

Il existe des eaux de source et des eaux minérales, ces dernières revendiquent des propriétés reconnues bénéfiques par le ministère de la Santé. Toutefois, il est préférable de consommer une eau faiblement minéralisée, plus apte à jouer son rôle de « solvant des déchets ». La teneur en minéraux, exprimée par la dénomination « résidus à sec à 180 °C » ne doit pas dépasser idéalement 150 mg/l. Les inconvénients des eaux en bouteilles sont le prix, le transport et le stockage. Enfin, de nombreuses études ont montré que dans certaines conditions, elles sont susceptibles de libérer dans l'eau des substances indésirables, en particulier des perturbateurs endocriniens.

L'eau filtrée

Les systèmes de filtration à base de charbon actif permettent d'améliorer la qualité de l'eau du robinet en éliminant le goût et les odeurs désagréables, mais aussi certaines substances indésirables. Il existe des carafes filtrantes avec cartouche à changer tous les mois ou des systèmes plus sophistiqués, mais plus pratiques et sans risque bactériologique, branchés sur la canalisation d'arrivée d'eau, et qui utilisent des cartouches actives pendant un an. Ces systèmes sont efficaces à condition de respecter les consignes de renouvellement mensuel ou annuel des cartouches.

Quelle quantité boire ?

On considère en général que 1 à 1,5 litre d'eau par jour suffit à couvrir les besoins, mais ces quantités peuvent varier en fonction de votre alimentation. Si vous mangez beaucoup de fruits et de légumes renfermant 90 % d'eau, le besoin hydrique est alors moins important. Les pertes sont augmentées par temps chaud, par l'activité physique, mais aussi en cas de fièvre, de diarrhées ou de vomissements.

De la durée de vie d'une cartouche

Attention, si pour des raisons économiques, vous ne changez pas la cartouche de votre carafe toutes les quatre semaines, c'est une catastrophe : le filtre saturé « recrache » toutes les saletés auparavant filtrées et le risque de développement microbien est très important… Dans ces cas-là, et c'est très fréquent apparemment, mieux vaut ne rien faire et boire de l'eau du robinet !

Pour adapter au mieux la quantité d'eau à consommer, il faut se baser sur deux critères :

- la couleur de vos urines ne doit être ni trop claire (vous buvez trop), ni trop foncée (vous ne buvez pas assez) ;
- le nombre de « pauses pipi » doit être entre quatre et sept par jour et seulement une exceptionnellement la nuit.

Moins de quatre fois par jour ? Ajouter un verre d'eau dans la matinée et dans l'après-midi puis un ou deux de plus jusqu'à arriver régulièrement à vos cinq « pauses pipi » ;

Plus de sept fois par jour ? Vous buvez trop. Bon nombre de mes patientes croient que boire beaucoup fait maigrir. C'est faux et il est nécessaire de réduire la quantité que vous buvez, ce qui n'est jamais facile quand cela fait des années que vous buvez trois litres ! Faites-le à votre rythme, progressivement, et vous verrez que rapidement vous vous sentirez beaucoup mieux.

Une ou deux fois la nuit ? Dès 17 h commencez à réduire fortement les boissons jusqu'à ne plus vous lever la nuit ou seulement de façon exceptionnelle.

Nourrir le moral et l'esprit

Manger par plaisir

L'homme se nourrit tout au long de sa vie par nécessité vitale, mais aussi par plaisir. En mangeant, nous donnons à notre corps des nutriments à assimiler. On oublie souvent que l'on nourrit en même temps notre esprit de sensations, d'émotions positives ou négatives, de moments de vie, d'environnements, de cultures et de traditions.
Se nourrir, c'est aussi donner, recevoir, partager, transmettre, communiquer, aimer… Et c'est grâce au plaisir que tout cela peut exister.

Faites-vous plaisir

« Se nourrir » et « se nourrir de plaisir » sont deux façons différentes d'appréhender l'acte de manger et bien souvent, c'est l'association au terme « plaisir » qui pose problème. Combien de personnes sont à la fois passionnées de cuisine et de saveurs, gourmandes, gourmets, curieuses et tout à la fois obsédées par les régimes et les règles diététiques ?

En matière de cuisine et de goût, le plaisir de faire est essentiel. Choisir le menu, sélectionner les ingrédients puis préparer le plat, c'est s'impliquer totalement dans la fonction de « nourrir » et de « se nourrir ». Une maman, une grand-mère ou un papa qui cuisine, c'est un atout fabuleux et une sacrée référence pour notre équilibre émotionnel futur !

Que d'échanges, de souvenirs, d'histoires, de goûts et d'odeurs avons-nous mémorisés dans cette cuisine, comme le bonheur de casser les œufs dans un puits de farine, de pétrir à la main la pâte à brioche (mon meilleur souvenir), de « saucer » le bol mélangeur avec son doigt puis d'« observer » et « sentir » la cuisson à travers la porte du four.

Des années après, ces mets préparés en famille feront resurgir en vous tous ces souvenirs heureux, ces moments partagés, ces odeurs exquises et tout en mangeant le gâteau, le gratin ou le bœuf mironton, vous aurez le sentiment d'être avec votre mère, votre grand-mère, la nounou, votre enfance, la cuisine, la maison familiale, les vacances… exactement comme le décrit Marcel Proust dans *À la recherche du temps perdu*.

Temps et patience

> **Madeleine de Proust**
>
> La simple évocation du goût d'une petite madeleine trempée dans le thé réveille chez Marcel Proust des souvenirs précis de son enfance, jusqu'alors endormis, mêlant sensations et sentiments. Multiples madeleines qui nous transportent, nous rassurent dans nos moments de doute, de chagrin, de désespoir ou de solitude. Et vous, quelle est la vôtre ?

Cuisiner demande du temps mais aussi de la patience. Du temps pour faire les courses, ranger, préparer le repas puis remettre en ordre la cuisine, mais avec de l'organisation, on y arrive. On peut aussi déléguer certaines tâches au conjoint ou aux enfants, cela leur permet de s'impliquer davantage dans leur façon de « se nourrir ».

De la patience pour « cuisiner bon », un gratin de pommes de terre cuit en une heure n'aura pas le même goût que celui mijoté dans le four toute la matinée à température moyenne, un pot-au-feu a besoin de 3 heures minimum pour s'attendrir et s'imprégner de tous les parfums subtils du bouillon. Il faut « touiller » sans cesse pendant 40 minutes une crème anglaise pour qu'elle épaississe sans tourner, alors qu'en rajoutant de la farine, vous obtenez une bouillie en quelques minutes mais dont le goût et la texture sont si différents.

Quand vous avez pris le temps de cuisiner et que vous avez eu la patience d'attendre, alors la magie culinaire s'opère, et je vous promets que la satisfaction de tous vos sens sera au rendez-vous !

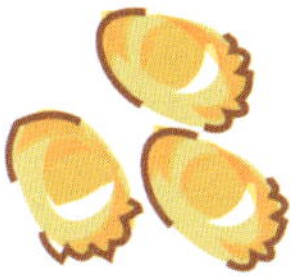

Le plaisir des sens

Le plaisir est principalement donné par le goût, c'est avant tout le plaisir gustatif. Pourtant, les autres sens interviennent également dans le plaisir : l'odeur du bon petit plat qui mijote, la vue d'une jolie table ou d'une assiette bien présentée, le bruit du pain croustillant, le toucher de la pâte à brioche que l'on pétrit. Tout ceci vous met l'eau à la bouche et vous transporte… mais seulement à condition que vous ne vous imposiez aucune restriction ni aucune règle, car, alors, la frustration, la transgression et la culpabilité risquent de vous gâcher le plaisir. Nous sommes devenus des « avaleurs » inquiets, complexés, compliqués et coupables, il faut redevenir de vrais « goûteurs » qui s'assument pleinement.

MON CONSEIL

Que ce soit à la maison ou au restaurant, ne commencez jamais à manger avant d'avoir :

- regardé votre assiette pour découvrir les ingrédients qui la composent, leurs couleurs (on peut vérifier ainsi la cuisson), la disposition, la quantité, etc. ;
- senti les arômes, si possible en fermant les yeux – presque comme si vous faisiez une inhalation ! – pour que votre nez retrouve ce que vos yeux ont observé au préalable ;
- touché et écouté quand c'est possible.

Alors seulement, vous pouvez prendre votre fourchette et déguster. Plaisir rime avec cinq sens.

Regarder, sentir et écouter systématiquement votre assiette avant de manger, c'est entraîner vos sens à être constamment en éveil et performants. Et c'est ainsi que vous retrouverez votre instinct et votre régulation naturelle.

Le plaisir gustatif ne conduit pas forcément à l'excès, au contraire ! Il est indispensable à notre régulation alimentaire et donc au maintien de notre poids de forme. C'est grâce à la sensation de plaisir sur nos papilles que nous reconnaissons la faim puis la diminution du plaisir nous amène progressivement au rassasiement. Nous ne serons totalement rassasiés que s'il y a eu plaisir, le rassasiement énergétique seul ne suffit pas. Et plus vous aurez de plaisir, moins vous mangerez en quantité, il faut donc manger bon pour maigrir !

Le plaisir dans la nourriture est empreint de tabous dans notre civilisation moderne : plaisir rime inconsciemment avec culpabilité, faute, abus ou même péché, héritage de notre éducation judéo-chrétienne. La gourmandise n'est-elle pas un des sept péchés capitaux dans la religion catholique ? Combien culpabilisent après un bon repas ou un mets exceptionnel et se sentent obligés de faire « pénitence » le soir avec un bol de tisane ou un bouillon ? Se débarrasser de cette empreinte et s'autoriser au plaisir n'est pas facile car l'ancrage est souvent fort. Certaines personnes ont même besoin de se faire aider dans cette démarche par un thérapeute compétent. Croyez-moi, cela en vaut la peine !

Dès les premiers repas

Le plaisir gustatif participe activement à la construction identitaire d'un enfant mais aussi à sa socialisation. Dès les premiers jours de la vie commence l'éducation au goût par le lait maternel puisqu'il a des saveurs différentes selon l'alimentation de la maman. C'est ainsi que les enfants nourris au sein sont plus stimulés sur le plan des papilles que les enfants nourris au biberon. Il faut ensuite continuer cette éducation au plaisir gustatif, en apprenant à ses enfants à bien mastiquer afin qu'ils s'approprient l'aliment mais aussi à le regarder, le sentir, le toucher… Eh oui ! voir son enfant « patouiller » dans son assiette est parfois un moment difficile pour les parents !

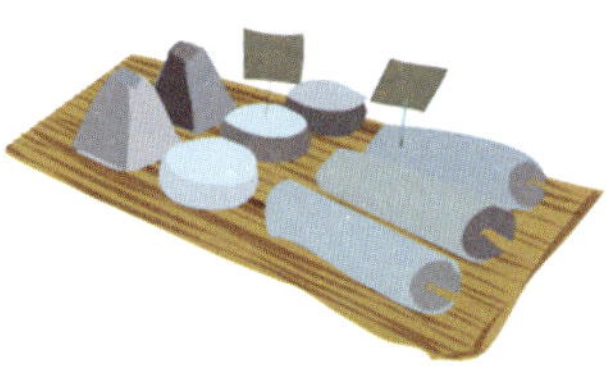

Un plaisir à partager

Le repas est une prise alimentaire, consommée à heures régulières au cours de la journée et répondant à certaines règles de temps, de lieu et d'action. Mais le repas n'a pas qu'une fonction nourricière, il est aussi un moment de communication, de partage, d'échange et d'intégration sociale. Manger est un acte essentiellement individuel : on nourrit son corps. Et pourtant, se nourrir et en retirer du plaisir est en même temps un acte rassembleur et catalyseur de la vie sociale. Pour qu'un repas soit considéré comme un « vrai repas », il doit nécessairement rimer avec sociabilité et commensalité. C'est pourquoi il faut toujours se réserver régulièrement des soirées conviviales entre amis quand on vit seul, qui seront d'autant plus agréables que toute notion de régime aura disparu, et avec elle les appréhensions et la culpabilité.

MON CONSEIL

Même si vos horaires ne vous permettent pas de prendre tous vos repas en famille, je vous conseille de vous réserver des moments dans la semaine ou le dimanche, comme des rendez-vous, afin de continuer à partager des repas ensemble.

Les repas en famille

Le repas est au cœur de la vie familiale et permet de construire l'identité du groupe. La pratique répétée du repas familial permet à l'enfant d'avoir une référence à partir de laquelle il apprend comment se tenir à table, l'organisation ou le contenu des repas. Bien sûr, le repas est l'occasion pour les différents membres de la famille de discuter des événements de la journée, des petits tracas ou des gros soucis, de sujets sérieux ou plus légers, de communiquer tout simplement, mais il sert aussi à transmettre les histoires familiales. Les bienfaits du repas familial sont nombreux, influant positivement sur notre comportement alimentaire et sur notre consommation.

Les repas d'affaires

Le repas professionnel, moins formel que le rendez-vous au bureau, ne sert pas forcément à conclure une affaire ou à signer des contrats. Il permet surtout de faire connaissance ou de renouer des contacts dans un contexte convivial et agréable, afin d'envisager une collaboration ou de faire des projets. La première règle est bien sûr de choisir le restaurant en fonction des goûts de son invité : un restaurant de viande pour un végétarien ou un bistrot de quartier pour une personne guindée, et ça démarre mal ! Heureusement pour tous, les repas d'affaires ont évolué, ils sont plus rapides qu'avant, moins pantagruéliques, moins alcoolisés et surtout plus studieux.

Le repas gastronomique

En novembre 2010, « Le repas gastronomique des Français » a été inscrit au patrimoine immatériel de l'humanité par l'UNESCO. Même s'il est question du repas gastronomique français, les références au repas sont très nombreuses. Le texte le décrit comme « une pratique sociale coutumière destinée à célébrer les moments les plus importants de la vie des individus et des groupes (naissances, mariages, anniversaires, succès, retrouvailles) », il met en avant l'importance « d'être bien ensemble, le plaisir du goût, l'harmonie entre l'être humain et les productions de la nature », il précise aussi la nécessité de « l'achat de bons produits, de préférence locaux », « la décoration de la table », « une gestuelle spécifique pendant la dégustation (humer et goûter ce qui est servi à table) ». En conclusion : « Le repas gastronomique resserre le cercle familial et amical et, plus généralement, renforce les liens sociaux. » Si nous ne faisons pas tous les jours des repas gastronomiques (heureusement !), il n'est pas si compliqué de mettre tout cela en application !

De la psychologie de son assiette

Nos choix

Un aliment ne contient pas que des nutriments, en plus de sa valeur énergétique. Il possède aussi des valeurs psychologique, sensorielle et symbolique qui sont complètement occultées par les différents régimes amaigrissants et les principes rigides de la diététique classique. Or, ce qui est fabuleux chez nous, les êtres humains, c'est que nous choisissons nos aliments de manière inconsciente, à travers leur valeur symbolique et les sensations qu'ils nous procurent, et cela nous permet de couvrir parfaitement nos besoins nutritionnels. Laissez-vous aller, et faites donc confiance à vos envies, elles correspondent bien souvent à vos besoins et participent ainsi à votre équilibre global, tant physique que mental !

Le lait

Le lait, ainsi que tous les produits laitiers, est le symbole maternel par excellence, et nous renvoie à la relation que nous avions avec notre mère. L'attirance pour le lait chaud représente souvent un besoin maternel très fort, une recherche de réconfort que l'on avait avec elle en tétant le lait chaud sortant du sein. Le lait froid évoque aussi l'amour maternel, mais sans le côté chaleur et bien-être. Il est en général apprécié des personnes qui ont manqué, ou qui pensent avoir manqué, de cette présence maternelle.

Les produits laitiers

Chez certaines personnes, le lait et les produits laitiers sont sources d'allergies, de rhumes ou d'angines à répétition, de ballonnements intestinaux ou même de douleurs articulaires. Les supprimer est parfois difficile car ils nous font à la fois du bien psychologiquement et du mal physiquement. En fait, nous mangeons de façon inconsciente le symbole maternel, sans se poser de questions car on les absorbe souvent très vite et en faisant autre chose. La seule façon de savoir si le lait ou les produits laitiers conviennent à votre santé est de les déguster, lentement et bien « en conscience ». Choisissez-les dans leur version simple, donc sans sucre, sans chocolat ou sans arôme qui masqueraient le vrai goût du lait. Si vous avez vraiment du plaisir gustatif, pas de problème, mais si vous ressentez un dégoût, c'est qu'ils ne sont pas bons pour votre santé.

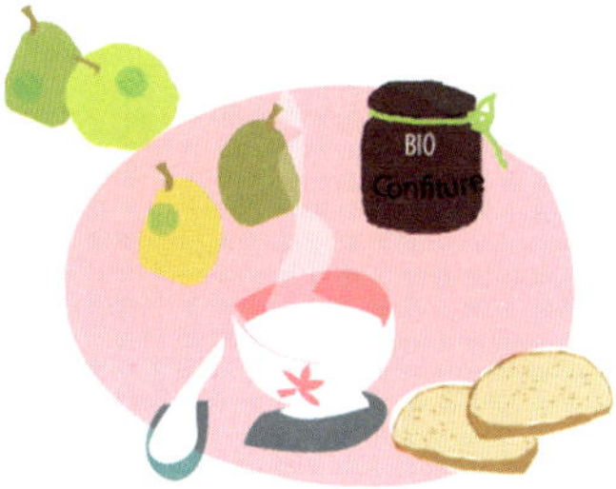

La viande

La viande fait partie des aliments de base, consommée déjà par nos ancêtres chasseurs-cueilleurs. Elle représente la conquête du territoire, d'ailleurs, ce n'est pas un hasard si les pays de pionniers comme les États-Unis ou l'Australie font partie des plus gros consommateurs. La viande est associée à la force musculaire, sa couleur rouge stimule notre agressivité qui nous permet de faire face et de gérer les situations difficiles. Dans de telles situations, si vous avez très envie de viande, mangez-la sans vous poser de questions, c'est peut-être grâce à elle que vous aurez la force d'affronter les difficultés !

Le pain

Le pain est chargé de symboles : il représente la nourriture essentielle de l'homme, lui donne de l'énergie et symbolise la vie. Il accompagne les fêtes et les rites de nombreuses religions, c'est un symbole spirituel très fort. Le pain, c'est aussi le bonheur divin (« c'est bon comme du bon pain »), l'hospitalité, le partage, le travail (« mon gagne-pain »)… L'absence ou le manque de pain (« enlever le pain de la bouche ») est toujours associée à la famine, la détresse ou la misère. Les symboles du pain sont si forts qu'il me paraît indispensable de privilégier le bon pain fabriqué avec amour par de vrais boulangers et de boycotter toutes les fabrications industrielles qui n'ont ni goût ni intérêt nutritionnel, et je dirai même, ni âme !

Les expressions françaises ainsi que les proverbes contenant le mot « pain » sont nombreux et l'on y retrouve toutes les valeurs symboliques. Amusez-vous à les rechercher, « même si vous avez du pain sur la planche », vous passerez un bon moment et puis « ça ne mange pas de pain » !

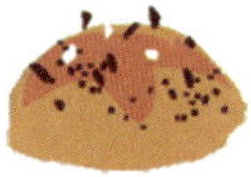

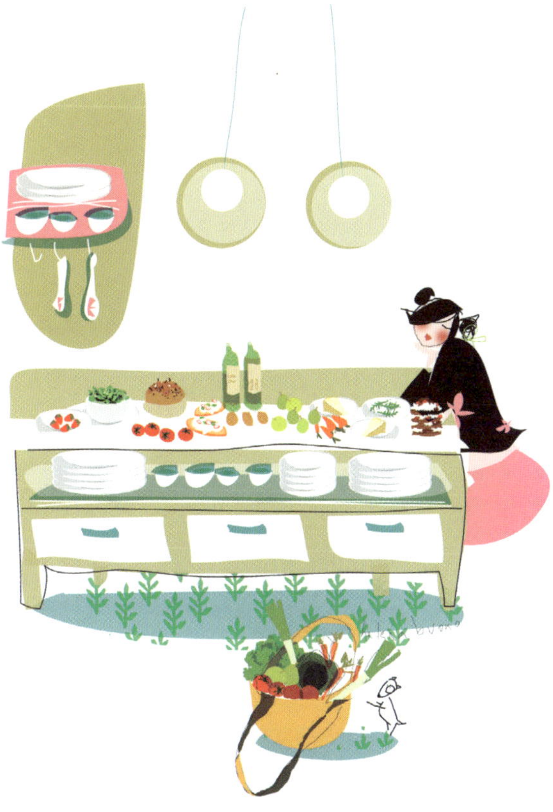

À chacun son tempérament…

Quatre tempéraments, dits « hippocratiques » nous renseignent sur nos formes, nos aptitudes physiques, mais aussi sur nos comportements psycho-émotionnels. Ainsi, nous sommes tous différents, mais aussi régis par un tempérament qui nous domine. Lymphatique, sanguin, bilieux ou nerveux ? Découvrez quel est le vôtre afin de repérer vos points forts et points faibles.

Qu'est-ce que le tempérament ?

Les formes de notre corps, qu'il soit petit, grand, rond, maigre, musclé... renseignent sur notre tempérament. Le tempérament décrit des formes (taille, corpulence) mais aussi des aptitudes physiques et un comportement psycho-émotionnel.

Hippocrate, médecin grec de l'antiquité et souvent qualifié de « père de la médecine occidentale », en a décrit quatre : le lymphatique, le sanguin, le bilieux et le nerveux, appelés tempéraments hippocratiques. On retrouve également la description des tempéraments en médecine chinoise, en naturopathie, en homéopathie...

Il n'y a pas de « bon » ou de « mauvais » tempérament car tous ont des qualités et des défauts. Un tempérament n'existe jamais seul, nous possédons un peu des quatre, mais bien souvent il y en a un qui s'exprime de façon plus marquée, c'est le tempérament dominant, influencé malgré tout par les trois autres.

Reconnaître le tempérament dominant de mes patients me permet d'avoir plus de discernement, de m'appuyer sur leurs points forts, d'anticiper leurs difficultés et d'adapter au mieux mon discours et mes conseils.

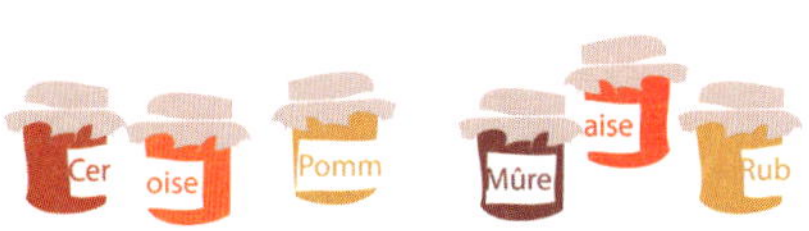

Le lymphatique

Son mot-clé : adaptation
Son instinct dominant : l'instinct nutritif (manger, nourrir)
Son sens dominant : le goût
Massage : drainage lymphatique

Ses formes

Le lymphatique est une personne de petite taille, peu musclée et assez ronde, surtout au niveau de son ventre. Ses tissus manquent de tonicité et sont facilement infiltrés d'eau (cellulite).

Le bas de son visage est plutôt volumineux avec, parfois, un double menton.

Sa peau est blanche et diaphane.

Sa poignée de main est plutôt molle, froide, humide et son regard plutôt atone.

Son comportement

Ce qui le caractérise est la passivité. Très observateur, le lymphatique donne parfois l'impression d'être dans les nuages ou en train de rêvasser. Il a beaucoup d'énergie, mais il lui faut une « étincelle » ou un déclic pour se mettre en action. En revanche, une fois lancé, il est persévérant et tient le cap, on peut compter sur lui jusqu'au bout.

Il possède de bonnes qualités d'organisation, une grande patience et une intuition très développée. Quelle que soit la situation, il s'adapte.

Extrêmement sensible, le lymphatique est plutôt introverti et solitaire.

Ses qualités et défauts

Calme, patient, prudent, fidèle, assez méthodique et bienveillant mais passif : il est assez peu créatif et plutôt enclin à la paresse.

Ses sports préférés

Le lymphatique est en règle générale assez peu sportif, il n'en pratique donc quasiment pas sauf les sports aquatiques (natation, aquagym…), car l'eau est un milieu dans lequel il se sent bien.

Le mangeur lymphatique

Manger est son instinct dominant, le repas est un moment important dans la journée, qu'il soit seul ou en compagnie. Il est très gourmand, mais a aussi besoin d'une certaine quantité. Et comme il a du mal à s'arrêter, le lymphatique mange souvent trop et donc grossit naturellement plus vite que les autres.

En consultation

Le lymphatique est le tempérament qui grossit le plus facilement car il perd très vite ses sensations alimentaires, en particulier le rassasiement car il a besoin de manger de grandes quantités. Comme il aime avoir des consignes ou des exercices précis à faire, je lui en propose régulièrement (voir p. 244 et p. 247). S'il a parfois du mal à s'y mettre, en revanche, quand il décide de se prendre en main, il est aussi le plus assidu et le plus régulier dans sa démarche. Pour réussir, il a besoin de rendez-vous réguliers afin d'être conseillé, encouragé et rassuré régulièrement.

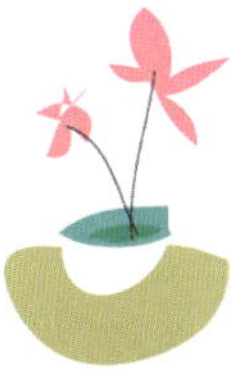

Le sanguin

Son mot-clé : groupe
Son instinct dominant : l'instinct vital (respirer, grand besoin d'air)
Son sens dominant : l'odorat
Massage : massages toniques, appuyés, énergiques

Ses formes

Le sanguin n'est pas très grand mais il est physiquement imposant. Parfois enrobé, il est musclé et tonique avec une cage thoracique très développée (typiquement, c'est le joueur de rugby).

Sa peau est chaude et colorée en rose ou rouge.

Ses mains sont toujours chaudes. Sa poignée de main généreuse. Son regard est, lui, enveloppant et bienveillant.

Son comportement

Bon vivant, jovial voire amuseur et joueur, le sanguin aime être avec les autres, en groupe. Très social et sociable, il est plutôt animateur et met en mouvement l'énergie du groupe.

Il a constamment besoin de bouger et de grand air.

Il peut s'emporter facilement et agir avec précipitation, mais jamais avec méchanceté.

Ses qualités et défauts

Gai, généreux, chaleureux, bienveillant, pas rancunier, le sanguin est parfois superficiel, changeant et un peu excessif.

Ses sports préférés

Le sanguin aime les sports collectifs (y compris la troisième mi-temps), les sports de vitesse et de compétition, les paris (tiercé, pronostics) et la chasse.

Le mangeur sanguin

Il apprécie la convivialité et les repas en extérieur et n'aime pas manger seul. Doté d'un solide appétit, il digère bien. Il aime les bons plats, surtout à base de viande et de charcuteries, les bons vins, tout ce qui est bien préparé, les bons restaurants. Bref, c'est un épicurien !

En consultation

Perdre du poids sans restriction convient très bien au sanguin car il aime manger « bon », mais il faut le recentrer et le reconnecter à son corps. Pour cela, la dégustation que je pratique en consultation est un excellent outil pour qu'il retrouve ses sensations alimentaires et tout particulièrement le rassasiement (voir p. 163). Il aime goûter, sentir et manger de bonnes choses. La dégustation est donc un exercice qui lui est facile et agréable et surtout très éducatif, car il est non seulement capable de la refaire pour lui, mais aussi de la partager avec sa famille ou ses amis. Les résultats sont alors au rendez-vous. Il faut seulement le canaliser mais toujours en douceur !

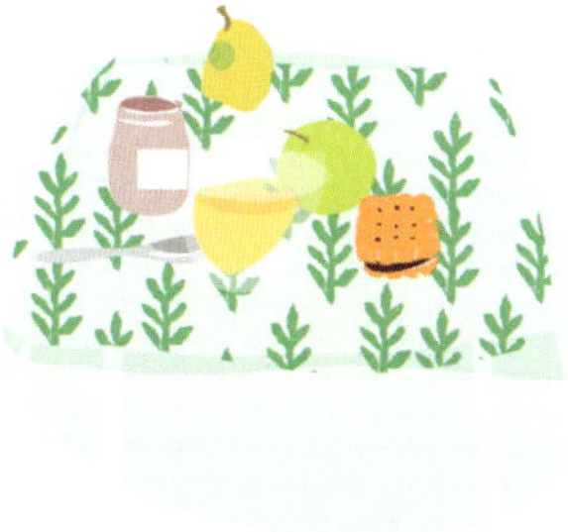

Le bilieux

Son mot-clé : création
Son instinct dominant : l'instinct moteur (bouger, décider, avancer)
Son sens dominant : la vue
Massage : assez appuyé type shiatsu

Ses formes

Le bilieux est longiligne, musclé et tonique, avec une carrure d'athlète. Il donne une impression de force et de contrôle. Ses proportions sont harmonieuses et il n'est pas trop enclin à l'embonpoint (typiquement le mannequin, le sportif de haut niveau).

Sa peau est chaude et sèche.

Son visage est carré ou rectangulaire, sa peau est mate.

Sa poignée de main est puissante, ferme, volontaire, son regard est transperçant (regard d'aigle).

Son comportement

Le bilieux possède une grande force de décision, il aime les responsabilités et les enjeux de pouvoir. Organisateur infatigable et véritable « locomotive », il initie de nombreux projets… qu'il ne termine jamais car les concevoir lui suffit.

Plutôt individualiste, il cherche toujours à se démarquer.

Curieux et téméraire, il a besoin de se lancer des défis et de se dépasser.

Ses qualités et défauts

Volontaire, ambitieux, conquérant, autonome, le bilieux est aussi arriviste, orgueilleux, susceptible et coléreux.

Ses sports préférés

Le bilieux pratique plutôt des sports individuels nécessitant toujours le dépassement de soi et la maîtrise : arts martiaux, sports extrêmes…

Le mangeur bilieux

Toujours dans le « tout ou rien », le bilieux alterne les bons plats riches, bien arrosé, avec des périodes où il se met au régime, très strict de préférence, car il aime se démarquer des autres ! Il mange souvent des aliments inappropriés, seul, toujours vite et sans mastiquer car il ne prend pas le temps, du coup il digère souvent mal. Il est capable de perdre facilement et massivement des kilos et… de les reprendre tout aussi vite (l'effet yoyo).

En consultation

Adepte des régimes extravagants et des excès en tout genre, le bilieux a toujours un peu de mal au début, tant que les premiers kilos ne sont pas perdus. En consultation, c'est l'approche comportementale qui lui convient le mieux, mais il faut avoir une attitude directive et être convaincant ! Insister sur le fait de « manger assis, sans rien faire d'autre et en mastiquant bien » suffit bien souvent à enclencher la perte de poids. Et perdre du poids l'encourage à continuer mais il a tout de même besoin de rendez-vous réguliers et programmés à l'avance pour l'aider à tenir dans la durée et en finir ave le « yoyo ».

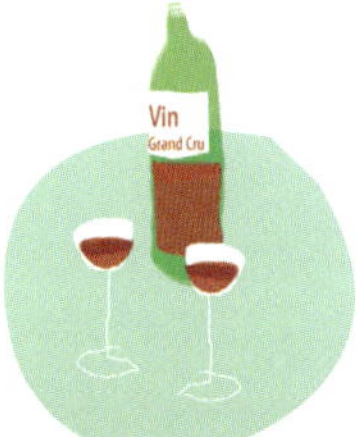

Le nerveux

Son mot-clé : sécurité
Son instinct dominant : l'instinct cérébral (penser, réfléchir, comprendre)
Son sens dominant : l'ouïe
Massage : massage doux, enveloppant et rassurant

Ses formes

Si son corps est longiligne, plutôt maigre et peu musclé, le crâne du nerveux est, lui, le plus souvent volumineux avec un front particulièrement développé car c'est son cerveau qui prédomine.

Sa peau est claire, sa poignée de main timide, froide et sèche.

Son regard est vif et mobile, mais parfois fuyant car il n'ose pas regarder l'autre dans les yeux.

Son comportement

Plutôt introverti, le nerveux a besoin d'un environnement sécurisant, avec des habitudes et des points de repères. Les mondes virtuels lui conviennent particulièrement bien.

C'est aussi souvent un collectionneur : il n'y a pas de risque, ce qui le rassure.

Sans cesse en activité cérébrale, il étudie, analyse, critique indéfiniment et, du coup, lâcher-prise lui paraît souvent irréalisable !

Ses qualités et défauts

Intelligent, réfléchi, précis, scrupuleux et sensible, le nerveux est également indécis, inquiet voire angoissé et agité.

Ses sports préférés

Le nerveux est de nature peu sportive, pourtant comme le dit Edmond Desbonnet « le muscle est le contrepoids du nerf ». Le sport lui serait donc particulièrement profitable. Ses activités de prédilection sont les sports de plein air, d'endurance avec une notion de tactique et de précision (tir à l'arc, golf…).

Le mangeur nerveux

Le nerveux mange en petites quantités et plusieurs fois par jour, ce qui lui permet de mieux digérer. Il n'aime pas changer ses habitudes, les aliments nouveaux l'effraient, par conséquent ses repas ne sont pas très variés. Cela le rassure. Il grignote très facilement, surtout quand il est angoissé. Il mange vite et pas du tout en conscience, son cerveau étant toujours occupé par autre chose (lecture, ordinateur ou télévision).

En consultation

En général, si le nerveux prend du poids, c'est qu'il grignote pour calmer ses angoisses, ses peurs ou encore d'autres émotions négatives. L'activité cérébrale étant prépondérante, il n'a bien souvent que peu de ressenti physique. Pour favoriser la reconnexion à son corps et calmer le psychisme, il faut agir sur plusieurs fronts : pratiquer la dégustation pour découvrir de nouveaux aliments dans un contexte rassurant (voir p. 167), favoriser la mastication pour bien digérer et initier le lâcher-prise, et bien sûr le calmer par toute technique de gestion du stress (respiration, relaxation ou activité physique douce). La consultation doit être rassurante et bienveillante.

·3·

Retrouver le plaisir de manger pour maigrir

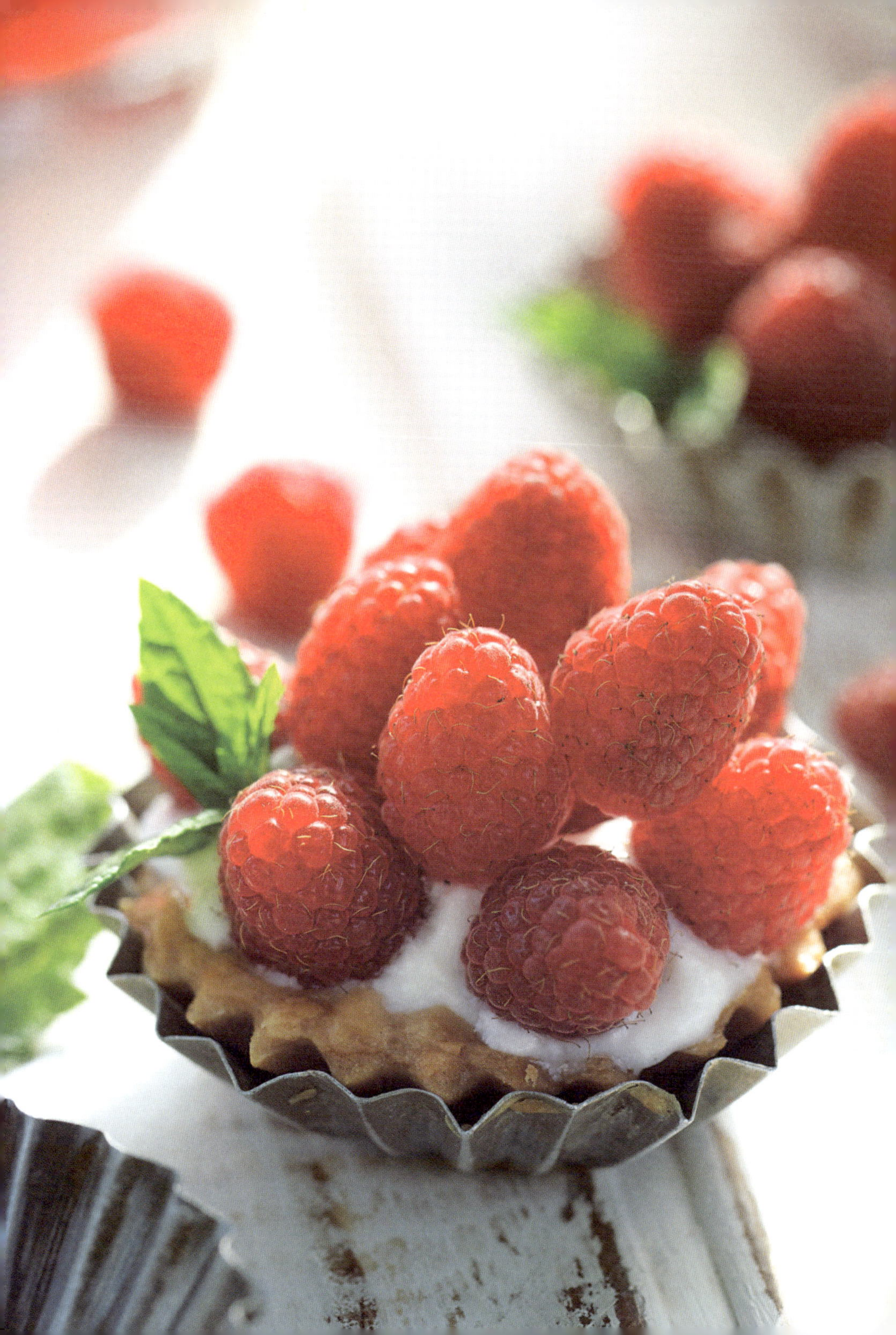

Maigrir, mode d'emploi

Ah, enfin nous y voilà ! Manger pour maigrir, sans aucune restriction, en ne mangeant que de bons aliments, oui, c'est possible. Mais pour y arriver, il n'y a pas de recette miracle, c'est vous, et vous seul, qui le ferez et qui réussirez, en modifiant votre comportement alimentaire et en retrouvant vos sensations alimentaires. Voici comment faire...

Être à l'écoute de ses sensations

Il est difficile de partir à la recherche de ses sensations alimentaires sans consacrer un minimum de temps pour soi avant le repas afin de trouver les aliments qui vous font vraiment envie ; pendant le repas pour guetter le moment précis où il faut poser les couverts ; et après le repas pour faire le point. Du temps aussi est nécessaire pour identifier les émotions ou les règles qui perturbent vos sensations alimentaires. Et enfin, du temps pour se faire plaisir, tout simplement.

La prise de conscience

Prendre conscience de ce que l'on mange, c'est se recentrer sur son corps et non sur le monde extérieur. C'est ressentir l'effet des aliments sur ses papilles et dans son ventre, c'est mémoriser le repas et le plaisir qu'il procure. Et tout cela va conduire, naturellement, à vous faire manger moins. Cette prise de conscience est d'autant plus importante que les sensations alimentaires sont à la base de votre régulation. Il est donc nécessaire de retrouver la « véritable » faim qui vous fait manger, le rassasiement qui vous dit d'arrêter et la satiété qui maintient un état de plénitude entre deux repas. Retrouver ces sensations alimentaires-là, c'est reprendre ou trouver le chemin d'un comportement alimentaire normal, régulé, c'est-à-dire celui qui s'adapte parfaitement à vos besoins physiologiques.

Le plaisir gustatif

De plus, et c'est une bonne nouvelle, vous ne pouvez identifier vos sensations alimentaires que si vous avez retrouvé le plaisir gustatif. En effet, il est le seul à pouvoir vous indiquer rapidement si vous avez faim, encore faim ou plus faim du tout. La notion de plaisir gustatif permet aussi de choisir les aliments en fonction des besoins spécifiques de votre corps.

Dégustez un peu, beaucoup, à la folie…

Le secret pour retrouver le plaisir gustatif ? Déguster, déguster et encore déguster ! Réveillez et réentraînez vos papilles à découvrir les saveurs et les arômes mais aussi travaillez les autres sens et en particulier l'odorat en faisant des exercices d'olfaction. Vous connaissez les abdos-fessiers ? Et bien là je vais vous proposer des « nez-papilles » !

Réguler son comportement alimentaire

Pour réguler votre comportement alimentaire, il faut que vous retrouviez votre propre rythme et non pas celui qui a été dicté par telle ou telle méthode amaigrissante. Pour cela, interrogez-vous : « Est-ce que je prends un petit déjeuner le matin parce que j'ai vraiment faim, donc parce que mon corps réclame de l'énergie, ou simplement parce que j'applique des règles inculquées lors de précédents régimes qui me conseillaient fortement de faire le "plein de carburant" en début de journée ? » Questionnez-vous ainsi à chaque repas de la journée et adoptez le rythme qui vous convient le mieux.

Mangez ce que vous aimez vraiment et non pas ce qu'il faudrait manger ou ce qu'il ne faudrait pas manger. En effet, à force de vous rabâcher à longueur de temps que le gras ou le sucre font grossir, vous finissez par avoir une véritable aversion ou phobie pour les aliments onctueux, doux et moelleux que vous aimiez auparavant. Si votre préférence va aux aliments gras et sucrés, c'est que votre corps a besoin d'énergie et, rassurez-vous, grâce à l'écoute de vos sensations, vous saurez vous modérer naturellement. Avec un peu de temps, vous saurez parfaitement entendre lorsque votre corps n'a plus besoin d'énergie.

Oublier les contraintes des régimes

Tous les régimes comportent des restrictions alimentaires, ou parfois seulement des modérations, mais pour énormément de personnes, les aliments sont classés en fonction de leur « dangerosité » vis-à-vis de la prise de poids. Il y a ceux qui font grossir et ceux qui font maigrir. L'idée de remanger de tout est parfois effrayante, car après des années de régime et de privation, vous avez souvent du mal à concevoir que l'on peut maigrir sans se priver. Eh bien oui, je vous assure que cela marche, il faut simplement le faire à son rythme !

Bon nombre de mes patients sont destabilisés lors de la première consultation comme vous le serez peut-être à la lecture de ces lignes. Et c'est normal, lâcher la restriction que vous connaissez bien et qui vous accompagne depuis si longtemps est très perturbant, même si vous savez que ce mode de fonctionnement est destructeur et inefficace. Tout mon travail en consultation, et à travers ce livre, est de vous accompagner dans votre démarche afin que vous puissiez modifier votre comportement, vous libérer des dictats et revenir à une alimentation plus instinctive.

Privilégiez la convivialité

Vous est-il déjà arrivé de vous mettre à table le soir sans avoir faim ? De vous sentir obligé de manger parce que c'est l'habitude, parce qu'il faut, parce qu'il y a votre conjoint, vos enfants… Quel cauchemar ! Osez dire que vous n'avez pas faim et surtout ne vous justifiez pas. Vous n'avez pas faim, point ! L'important dans le repas familial, c'est d'être tous réunis autour de la table et de partager un bon moment, même si vous n'avez rien dans votre assiette. Il y a des jours où, avec ou sans raison, l'appétit n'est pas au rendez-vous et cela peut arriver à chacun de nous. C'est tellement plus facile quand on le dit !

Les difficultés

Dans certaines circonstances bien précises, vous pouvez vous trouver en difficulté. Cela peut être le cas, par exemple, quand vous êtes seul en rentrant à la maison, ou au contraire dans la convivialité d'une soirée entre amis. Il y a autant de situations difficiles que de personnes.

La bonne nouvelle, c'est que chaque situation problématique a sa solution. Pour la trouver, il faut d'abord bien identifier le problème puis mettre en place des outils adaptés qui vous aideront à le résoudre. Apprenez à exprimer vos émotions, vos désirs et vos limites, à dire les choses simplement. Vous serez surpris de constater que votre entourage respectera vos besoins plus facilement que vous ne le pensiez.

Manger sans faim et sans fin

MON CONSEIL

La reconnexion à son corps est indispensable. Elle est si souvent redoutée que l'on recule chaque jour l'échéance. Bien sûr il est douloureux de se sentir « gros », « lourd », « mal dans sa peau », mais vous ne pouvez en aucun cas retrouver vos sensations alimentaires, faim et rassasiement, s'il n'existe pas de communication entre votre tête et votre corps. Massez-vous, relaxez-vous, parfumez-vous, faites-vous du bien… bref aimez-vous et votre corps vous le rendra au centuple !

Pour beaucoup d'entre nous, ce sont essentiellement les émotions négatives et perturbantes qui font manger sans faim mais aussi sans fin. Les émotions positives ont parfois aussi ce même effet, mais dans une moindre mesure. À partir du moment où les émotions vous perturbent et vous font souffrir, déconnecter son corps de toute sensation est une solution d'urgence. Malheureusement, avec le temps, cela vous coupe de tout ressenti, qu'il soit agréable ou désagréable. Il est donc nécessaire de repartir à la recherche des sensations et des émotions, de les identifier, et surtout de ne pas en avoir peur. C'est le seul moyen efficace ensuite de pouvoir remédier à ces troubles de l'alimentation.

Faire la paix avec les aliments

Pour se libérer des régimes et réguler son alimentation en fonction de ses besoins il faut faire la paix avec les aliments. Cela passe par l'abandon de toute notion de restriction et de toute croyance à leur sujet, en particulier celle des aliments qui font maigrir et des aliments qui font grossir. Ainsi, vous pourrez déprogrammer toutes les règles et restrictions qui vous gouvernent depuis tant d'années. Cela va vous permettre, dans un premier temps, de perdre le « poids de la culpabilité », de faciliter le lâcher-prise et vous amènera enfin à retrouver votre poids d'équilibre.

Accepter de lâcher la restriction est difficile car on se demande toujours comment on peut perdre du poids en mangeant de tout. La peur de grossir ou de regrossir est toujours présente. Sachez que vous possédez un système de régulation assez précis, mais il faut un peu de temps pour le vérifier par l'expérience.

Dans cette démarche, faire des erreurs est indispensable et constructif, ce sont elles qui vous permettent de progresser. Comme un enfant qui apprend à marcher et finit par trouver son équilibre à force de tomber et de se relever, c'est en mangeant trop ou pas assez que vous ferez votre propre apprentissage et arriverez à trouver la « juste quantité ».

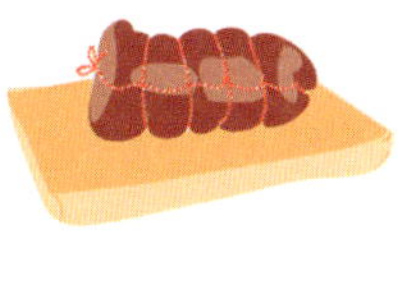

Réguler son comportement alimentaire

Maigrir, sans se priver, demande aussi d'avoir confiance en soi. C'est un parcours parfois difficile mais je suis là pour vous conseiller, vous aider et vous guider vers le chemin qui mène à votre poids de forme, en passant par le plaisir de manger en toute sérénité.

Quelques définitions

Afin que vous puissiez reprendre confiance en vous à travers vos sensations retrouvées, il est indispensable de comprendre comment votre corps fonctionne et se régule à court, moyen et long termes. Et pour être sûr de bien tous parler de la même chose, voici quelques définitions. Elles sont précises, un peu théoriques certes, mais nécessaires pour « faire le point ». On n'utilise pas toujours les bons termes pour s'exprimer (faim ou envie de manger) ou parfois on les confond (rassasiement et satiété).

Qu'est-ce que le repas ?

Le repas est une prise alimentaire ritualisée dans les sociétés humaines différente selon les pays ou les continents. Il est en effet influencé par des normes sociales et culturelles qui codifient, non seulement sa répartition et ses horaires (on dîne à 22 h en Espagne et 17 h en Angleterre), mais également sa composition (entrée, plat, fromage et dessert en France, plat unique ailleurs).

Appétit ou appétence ?

Les deux termes sont assez proches mais le premier est plus général, le deuxième plus précis.

- L'**appétit** correspond au désir de manger et c'est grâce à lui que nous pouvons choisir des aliments apportant bien-être et plaisir. La question caractéristique est « Qu'y a-t-il à manger ? ».
- L'**appétence** ou appétit spécifique signifie l'attirance, le désir instinctif d'un aliment. Elle ne peut s'exprimer que si la faim est présente et

Des envies irrépressibles

N'avez-vous jamais eu un jour l'envie irrépressible d'un aliment très précis à tel point d'être capable de ressortir pour en acheter ? Le chocolat est assez fréquent et pour de bonnes raisons (magnésium et alcaloïdes sont des régulateurs de l'humeur), mais aussi la viande rouge grillée (fer), le comté ou gruyère (calcium), les crudités (vitamines), la banane (magnésium, potassium), les amandes (calcium, magnésium, fer), le persil (vitamine C, fer), les sardines ou le saumon (oméga 3 et vitamine D)… Sachez que ces envies correspondent à l'appétence.

met en jeu plusieurs de nos organes sensoriels dans le but de réguler nos apports nutritionnels d'un point de vue qualitatif, c'est-à-dire de corriger le déficit en tel ou tel nutriment. C'est pour cela que nous avons chacun des appétits spécifiques différents car nos besoins ne sont pas tous identiques.

Comportement alimentaire

Le comportement alimentaire est l'attitude que l'on a face à la consommation d'aliments dans le but de fournir à l'organisme l'énergie et les nutriments nécessaires à son bon fonctionnement. Il existe des comportements alimentaires normaux ou des comportements troublés.

- Le **comportement alimentaire normal** est principalement régulé par les sensations et les émotions « alimentaires ». Le « mangeur régulé » couvre ainsi parfaitement ses besoins physiologiques. Il est surtout à l'écoute de son corps, il est peu influencé par son mental, par des règles ou par des régimes, et il gère ses émotions « extra-alimentaires » autrement qu'en mangeant.
- Dans certains cas, le **comportement alimentaire peut être perturbé** par les pensées (appelées cognitions en psychologie), on est alors un « mangeur rationnel » qui se nourrit en fonction de règles bien souvent restrictives. Il peut aussi l'être par les émotions, on est un « mangeur émotionnel » qui soulage sa souffrance en se remplissant de nourriture.

Envies ou faim

- Les **envies** ont une signification différente selon que l'on ait faim ou non.

Lorsque l'on a faim, elles semblent correspondre à des besoins nutritionnels spécifiques et se portent alors sur des aliments susceptibles de corriger ces déficits. Il s'agit alors des appétits spécifiques ou appétences décrits précédemment.

Lorsque l'on n'a pas faim, le désir de manger est déclenché par une émotion et les envies se portent sur des aliments gras et sucrés, en général toujours les mêmes, et qui apportent du plaisir.

Qui ne s'est jamais jeté sur une tablette de chocolat après une contrariété, une colère, une peur ? Dans ce cas, le chocolat est mangé, non pas par besoin physiologique (manque de magnésium, stimulant) mais pour calmer une émotion, combler un vide. Rien à voir avec l'appétence. Il est alors englouti à grande vitesse, debout ou devant un écran, sans aucun plaisir gustatif. C'est le plaisir de remplissage qui domine alors, malheureusement suivi par une grande tristesse et une profonde culpabilité.

MON CONSEIL

Pour éviter ce remplissage et profiter pleinement de cet aliment dont vous avez envie et de son pouvoir apaisant, il faut le manger « en pleine conscience », assis, au calme et en le dégustant.

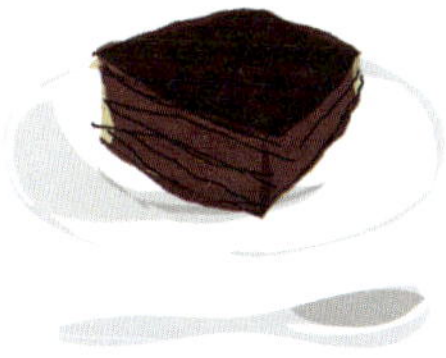

• La **faim** est un ensemble de sensations inconfortables qui nous pousse à rechercher puis à consommer des aliments non spécifiques. C'est un besoin physiologique de « carburant » et l'absorption de nourriture apaise complètement ces sensations. La faim correspond à la question : « Y a-t-il quelque chose à manger ? »

La faim est un signal qui nous dit qu'il est l'heure de manger, mais ni quoi ni combien. C'est simplement la « cloche » qui nous appelle à table ! comme à la cantine.

Rassasiement ou satiété ?

En résumé

La faim nous dit quand manger.
L'appétence nous dit quoi manger.
L'absence de plaisir gustatif nous dit quand arrêter de manger.

On confond souvent ces deux termes, le premier précède le deuxième.

• Le **rassasiement** est un mécanisme progressif qui met fin au repas. C'est ce processus qui nous fait arrêter de manger quand la faim est complètement apaisée. Le rassasiement est suivi d'une sensation de plénitude agréable qui conduit à la satiété. Quand le rassasiement est dépassé, cela provoque du dégoût.

• La **satiété** est un état de non-faim entre deux repas, qui s'accompagne d'une sensation de plénitude et de soulagement, on se sent « repu ». La période de satiété dépend directement de la quantité de nourriture, donc d'énergie, ingérée au repas précédant.

Gourmand ou gourmet ?

Le gourmand est une personne qui a une aptitude naturelle à apprécier la nourriture et à prendre du plaisir à manger. Nous ne sommes pas tous égaux devant la gourmandise, certains sont (beaucoup) plus gourmands que d'autres ! Et surtout, être gourmand ne rime pas forcément avec surpoids. On peut être gourmand et avoir un poids stable grâce à une bonne régulation.

Le gourmet, lui, apprécie la qualité, le côté exceptionnel d'un mets, le raffinement d'une table. Il possède des sens bien aiguisés qui lui permettent naturellement de bien goûter, de bien sentir et donc de bien apprécier les différentes saveurs. Le fin gourmet n'est pas forcément maigre, on peut être gourmet et manger trop !

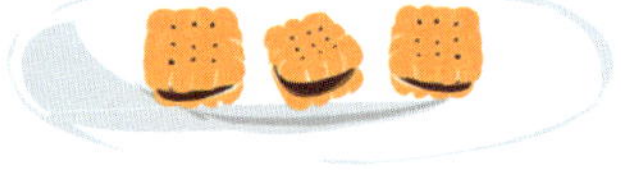

Les clés de la régulation

Le comportement alimentaire est très finement régulé et le pourcentage d'erreur est très faible. L'équilibre énergétique est maintenu grâce à une régulation quantitative qui adapte les entrées aux sorties (donc ce que vous mangez à ce que vous dépensez) avec une véritable précision de « montre suisse ». Il existe aussi une régulation qualitative qui vous dirige vers des aliments spécifiques permettant de combler d'éventuels déficits en nutriments ou micronutriments, ce sont les appétits spécifiques. Cette régulation physiologique, à la fois quantitative et qualitative, est un mécanisme très complexe, contrôlé par notre système nerveux, et qui fait intervenir de nombreuses substances comme des neuromédiateurs ou des hormones. Mais elle est aussi largement influencée par les émotions, la vie sociale et l'environnement, qui sont bien souvent à l'origine de la prise de poids.

Comprendre les rythmes alimentaires

Les horaires

L'homme est conçu physiologiquement pour manger le jour quand il est actif et pour jeûner la nuit pendant son sommeil. La journée est rythmée par les repas, le nombre de repas variant d'une personne à l'autre et, parfois même, pour la même personne d'un jour à l'autre. Le matin, c'est le petit déjeuner, puis le déjeuner à midi et enfin le dîner le soir, avec parfois des collations comme celle, l'après-midi, qu'on appelle le goûter. Ce rythme est donné par nos différents signaux internes ou sensations alimentaires :

- avant le repas, il s'agit de la période « pré-prandiale », caractérisée par la sensation de faim qui vous incite à rechercher de la nourriture et à vous mettre à table ;

- pendant le repas, la phase « prandiale », vous mangez et, progressivement, le processus de rassasiement se met en place ;
- après le repas vient la période « post-prandiale », cet intervalle entre deux repas est caractérisé par l'état de satiété.

Travail de nuit et rythme alimentaire

Le travail de nuit est souvent perturbant au niveau du rythme alimentaire et la prise de poids fréquente si on n'arrive pas à bien adapter ses repas. En fait, malgré les horaires de nuit, il faut impérativement conserver un rythme identique à un travail de jour, par exemple :

- le matin après la nuit de travail, prendre un petit déjeuner avant d'aller se coucher, sur place vers 5-6 h par exemple ou à la maison en rentrant ;
- entre 13 h et 15 h au réveil faire le repas de midi (pour certains parfois ce peut être un deuxième petit-déjeuner) ;
- le repas du soir se fera en fonction des horaires, soit avant de partir au travail, soit au travail, l'idéal étant de manger au plus tard vers 21 h-22 h ;
- et ensuite ne plus rien manger dans la nuit.

Si vous respectez ce rythme et que vous adaptez parfaitement les quantités à vos sensations alimentaires, vous ne grossirez pas. Mais il faut aussi que la qualité et la quantité de votre sommeil ne soient pas perturbées par ces « décalages horaires » réguliers.

Le poids

Le poids influence aussi le rythme alimentaire et le nombre de repas. Nous possédons tous naturellement un poids de forme que l'on maintient en respectant nos sensations alimentaires c'est-à-dire en mangeant quand on a faim et en s'arrêtant quand on est rassasié.

À partir de ce poids d'équilibre, un amaigrissement augmente la sensation de faim afin de nous faire regagner au plus vite les kilos perdus. À l'inverse, une prise de poids diminue la sensation de faim pour que notre corps utilise le surplus de réserves. Ce mécanisme se nomme le pondérostat.

MON CONSEIL

Si vous n'avez plus aucune idée de ce que sont la faim et surtout le rassasiement, il faut donc que vous écoutiez de nouveau votre corps afin de détecter les sensations alimentaires qui vous permettront de revenir à votre poids de forme.

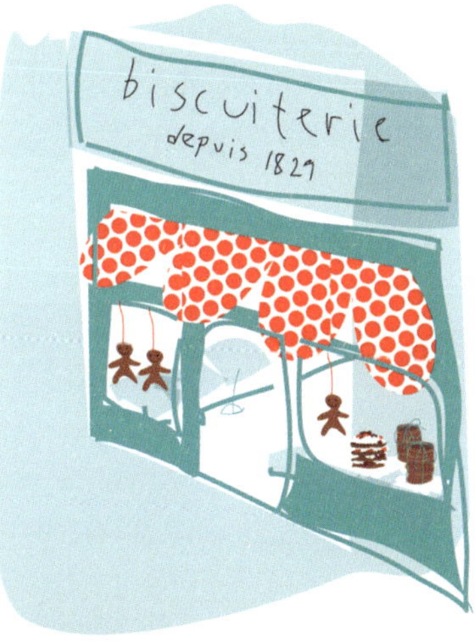

Comprendre les différentes régulations

Il existe plusieurs mécanismes de régulation pour maintenir le poids à un certain niveau d'équilibre. La régulation à court terme agit rapidement pendant le repas et sert à adapter très justement le volume du repas aux besoins réels de votre organisme à l'instant T. La régulation à long terme permet, elle, de moduler durablement la faim, en plus ou en moins, afin que votre poids de forme reste relativement stable et compatible avec une bonne santé et votre vie tout simplement.

Les papilles

La première régulation est avant tout une « histoire de papilles » et le goût des aliments va nous permettre d'arrêter de manger à un moment précis du repas. Quand un aliment est en contact avec nos papilles, sa saveur ainsi que ses caractéristiques nutritionnelles et les sensations qu'il nous procure sont mémorisées au fur et à mesure des consommations. Notre cerveau crée ainsi, au fil des jours, une véritable « table de composition alimentaire » personnelle et c'est par ce mécanisme que nos appétences spécifiques parviennent à compenser d'éventuels déficits en micronutriments.

Mémoire gustative

Les expériences gustatives antérieures sont nécessaires à la régulation. En effet, les sensations gustatives positives et négatives sont aussi mémorisées dans un certain contexte. C'est ainsi qu'une saveur peut vous faire revivre des moments agréables (la madeleine de Proust). À l'inverse, la saveur d'un aliment consommé en trop grande quantité réveillera des souvenirs désagréables la fois suivante, ce qui vous permettra d'en manger moins.

Le ventre

La deuxième régulation est une « histoire de ventre ». Les aliments qui arrivent dans notre estomac, puis dans l'intestin, envoient des signaux pour nous permettre de « tenir » entre deux repas. Cette régulation complexe fait intervenir des phénomènes mécaniques (distension de l'estomac) et digestifs (hormones et digestion des aliments). Si vous ne mangez pas assez, vous allez avoir faim plus rapidement et le repas suivant aura tendance à être plus copieux. Au contraire, si vous mangez trop, vous aurez faim moins rapidement, et pour le repas suivant vous serez « calé » plus vite. Pour perdre du poids sans aucune restriction, il faut travailler sur cette régulation, c'est-à-dire écouter son « ventre » et non sa « tête » !

Les hormones

La troisième régulation se fait à long terme grâce à des hormones, en particulier la leptine qui est fabriquée par le tissu adipeux et qui est chargée de modérer la faim. Plus vous avez de tissu adipeux, donc de kilos à perdre, plus vous fabriquez de leptine et moins votre sensation de faim sera importante. Votre organisme peut alors se mettre en mode « déstockage ». Le problème, c'est que les régimes ou les émotions douloureuses ont fait totalement disparaître les sensations de faim et de rassasiement et que vous ne savez plus du tout à quoi elles ressemblent.

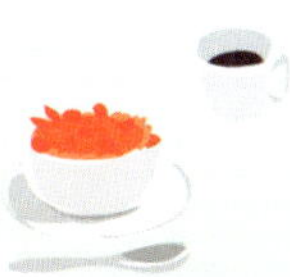

Inégaux face à la régulation

De la même façon que nous sommes inégaux face au sommeil, nous le sommes face à la régulation alimentaire. Parce que nous avons tous des tempéraments différents, il existe des personnes qui sont de bons régulateurs et d'autres de moins bons régulateurs. Quand certains vont se calmer naturellement en respirant profondément ou en allant faire un jogging, d'autres, et dès le plus jeune âge, ouvriront les placards ou le réfrigérateur pour se réconforter. La gestion des émotions est très personnelle, retrouver une bonne régulation sera donc réellement plus facile pour certains et plus difficile pour d'autres.

Le sommeil et le poids

Le manque de sommeil est un facteur de risque du surpoids aussi bien chez l'adulte que chez l'enfant. Et cela devient préoccupant dans nos pays industrialisés où les études épidémiologiques montrent un raccourcissement du temps de sommeil et une progression de l'obésité.

Par quels mécanismes sommeil et poids s'influencent-ils ? C'est assez complexe car le fonctionnement de notre cerveau est encore bien mystérieux et nous livre ses secrets au compte-gouttes !

La diminution du sommeil a un impact sur les mécanismes cérébraux qui régulent la faim et la satiété. Notre organisme réagit en fabriquant plus de ghréline, hormone qui stimule l'appétit et freine la leptine impliquée dans la satiété. Le désir de nourriture est donc augmenté mais ce n'est pas tout, le choix des aliments est aussi modifié, avec une attirance toute particulière pour des produits gras et sucrés. Donc, moins on dort, plus on mange des aliments caloriques et ce, de façon proportionnelle à la privation de sommeil.

Mal dormir ou moins dormir entraîne de la fatigue, le fait d'être maintenu éveillé plus longtemps augmente aussi les occasions de manger ou de grignoter, en particulier pour « tenir le coup ».

En conclusion, un bon sommeil revient à dormir ni trop (plus de 9 h), ni trop peu (moins de 7 h) et si possible à se coucher à heures régulières.

Sommeil et poids chez l'enfant

Un enfant qui dort plus mange moins, c'est ce que révèle une étude américaine récente réalisée sur des enfants de 8 à 11 ans. Le manque de sommeil a entraîné une augmentation systématique de l'apport calorique dans la journée. Coucher les enfants à heure fixe et bien entendu sans télévision ni écrans dans la chambre est donc essentiel dans la prévention du surpoids !

Petit exercice pour bien dormir

Chaque soir, avant de vous endormir, réalisez une dizaine de respirations abdominales. Au début, mettez vos mains sur votre ventre pour bien sentir les montées et les descentes, puis laissez-vous bercer. Vous vous endormirez alors… comme un bébé…

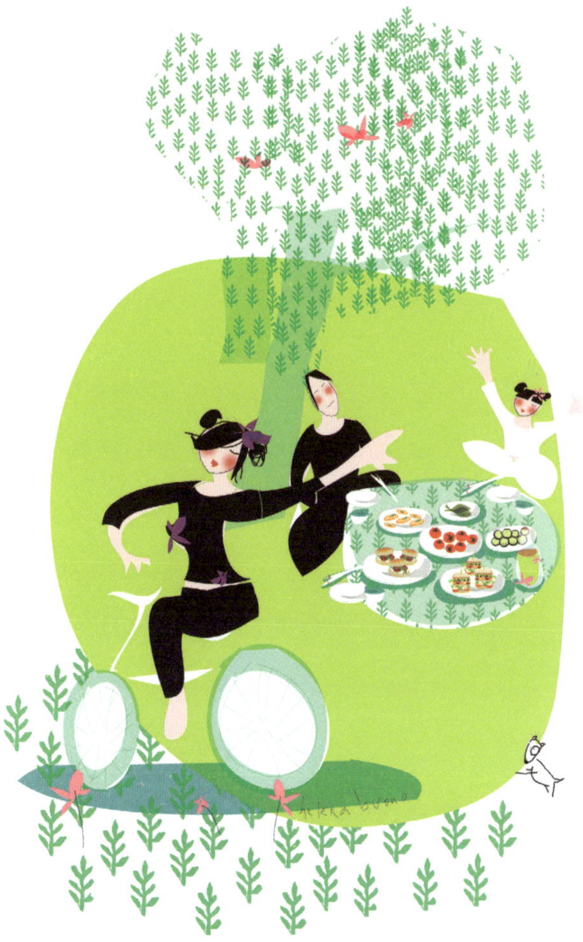

Toutes les chances de mon côté

On ne peut pas partir à la recherche de ses sensations de faim et de rassasiement si on n'est pas un minimum « en conscience », c'est-à-dire recentré sur soi et non sur le monde extérieur. Comment retrouver la faim si on ne s'octroie pas quelques minutes pour faire le point ? Comment retrouver le rassasiement si on continue à « avaler » son sandwich devant l'ordinateur ?

Les bonnes postures à adopter

Bien s'installer

Nous prenons de moins en moins nos repas dans la cuisine ou dans la salle à manger, pour certains même jamais. Or, une étude américaine (université Cornell) a montré que les personnes qui mangent n'importe où ailleurs que dans ces deux endroits ont des IMC plus élevés, tant chez les parents que chez les enfants. C'est bien dans la cuisine et la salle à manger que les conditions sont les plus favorables pour que les repas soient conviviaux et agréables. En général, on peut se retrouver à plusieurs autour d'une table à hauteur normale, dans une position idéale. Pour cela, installez-vous confortablement afin que le repas soit un véritable moment de détente. Vous pourrez ainsi vous observer dans de bonnes conditions. Le repas devient un moment convivial, la table un lieu d'apprentissage, de communication et d'échanges.

MON CONSEIL

Pratiquez ce petit exercice à faire avant chaque repas ou prise alimentaire : fermez les yeux, prenez une grande inspiration en gonflant le ventre, puis soufflez en vidant complètement vos poumons, écoutez pendant 1 minute les bruits environnants, enfin pendant 1 minute les bruits à l'intérieur de votre corps.

La position debout n'est pas conseillée, car elle demande une attention particulière et une tonicité musculaire qui empêche de se détendre et de se concentrer sur les aliments.

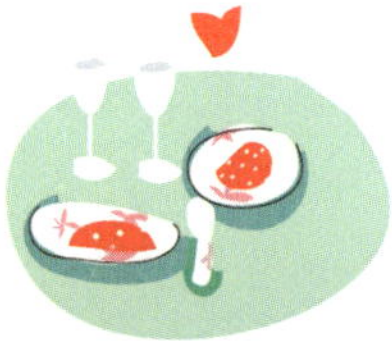

MON CONSEIL

Parents, pour que le repas se passe idéalement et permette aussi de prévenir le surpoids pour chacun d'entre vous, trois choses : éteignez la télévision, discutez avec vos enfants et demandez-leur de rester à table jusqu'à la fin du repas ! Pas si compliqué, non ?

Les bonnes habitudes s'apprennent dès l'enfance

La chambre est le refuge préféré de nos enfants et de nos adolescents en quête d'indépendance. C'est leur coin à eux, leur jardin secret, et il faut bien sûr le respecter, mais ce n'est pas un endroit où l'on mange. Les parents doivent apprendre à leurs enfants, dès leur plus jeune âge, qu'un repas se fait à table dans la cuisine ou la salle à manger. Encore faut-il pour cela que les parents eux-mêmes le fassent !

Les douze bonnes habitudes d'un petit d'homme régulé et qui souhaite le rester

– Je prends mes premiers repas assis à table dans la cuisine ou dans la salle à manger comme les grands.
– Sans télévision sans tablette ni ordinateur, c'est plus sympa car je peux babiller, discuter et rigoler avec la personne qui me donne à manger.
– Quand c'est possible, j'apprécie de manger en famille avec papa, maman, mes frères et sœurs, mamie, papi…
– Je mastique bien dès que j'ai des petits morceaux à manger, on m'a montré comment faire et depuis j'imite les grands.
– Mâcher demande du temps alors tant que j'ai encore la bouche pleine, merci de ne pas préparer la cuillère suivante, sinon je suis obligé d'avaler vite et sans mastiquer pour faire plaisir et j'ai l'impression d'être « gavé ».
– Quand je n'ai plus faim et que je ferme la bouche, surtout ne me forcez pas à finir, sinon j'ai mal au cœur d'avoir trop mangé. Ne vous inquiétez pas, tout va bien, je ne suis pas malade, j'ai seulement assez mangé ! Et puis si j'ai faim, j'attendrai le repas suivant sans problème.
– Je ne bois que de l'eau à table, jamais de sirop ni de sodas.
– Je ne mange pas trop de sel sinon ça me donne envie d'aliments sucrés.
– Je mange le matin, le midi, au goûter et le soir et rien en dehors de ces repas.

Et puis :

– Je bouge, je cours, je joue à l'extérieur le plus souvent possible.
– Je pratique une activité « loisir » : sport, musique, poterie, dessin, théâtre…
– Enfin le soir, une histoire et au lit de bonne heure.

À vos dents, prêt, mâchez !

La mastication est une des clés du bien manger ! Non seulement elle a une importance majeure dans la régulation du poids, mais elle permet parfois aussi de résoudre des problèmes de santé, comme les douleurs à l'estomac, les ballonnements intestinaux, les somnolences ou les maux de tête après le repas.

Avoir une dentition efficace

La mastication est essentielle au bon déroulement de la digestion. Les dents coupent, broient, écrasent, désintègrent les aliments et cela demande un certain effort. Chaque bouchée doit être suffisamment mastiquée afin que les aliments soient réduits en bouillie avant de les déglutir. Encore faut-il avoir une bonne dentition ! Et dans ce domaine, mieux vaut prévenir que guérir alors une fois par an, prenez rendez-vous chez votre dentiste préféré et s'il y a des soins indispensables à faire, n'hésitez pas car votre mastication doit être la plus efficace possible.

Mais combien de fois faut-il mâcher chaque bouchée ? 10, 15, 30, 50 ? Cette question m'est fréquemment posée, et voici ce que je réponds : « Tous les chiffres sont possibles mais surtout ne comptez pas, c'est agaçant, décourageant et en calculant le nombre de bouchées, vous êtes plus concentré sur les chiffres que sur le goût de l'aliment. Il faut simplement que la bouchée soit réduite en une bouillie fine et liquide avant d'être avalée. » Le nombre de mastication va donc dépendre de la texture des aliments et de votre capacité à les broyer.

Pour une digestion sereine

MON CONSEIL

Faites l'expérience suivante, « enrobez » bien de salive une petite boule de mie de pain, continuez à la mâcher, à la malaxer, et au bout de quelques minutes, vous allez ressentir une saveur sucrée sur vos papilles. Celle-ci provient de la digestion de l'amidon qui libère peu à peu du glucose. Étonnant et plutôt agréable, non ?

La mastication a un rôle majeur sur le plaisir de manger, mais également sur tous le processus de digestion qui suit. Tout d'abord, mastiquer permet d'imprégner nos aliments de salive et donc de les hydrater. La salive est lubrifiante, elle détruit certains microbes et contient une enzyme, la ptyaline, qui enclenche la digestion des amidons.

En prenant le temps de mastiquer, on envoie un signal à l'organisme pour enclencher le système nerveux parasympathique qui est en quelque sorte notre « pédale de frein ». C'est grâce à lui que l'organisme récupère, car il le met au repos et favorise le travail interne du corps et en particulier tout le travail digestif. Le système parasympathique est LE chef d'orchestre de la digestion, il donne l'ordre aux glandes de sécréter tous les sucs et liquides digestifs et régule aussi tous les mouvements de notre « tuyauterie » : œsophage, estomac, vésicule biliaire, intestin grêle et côlon.

Enfin, mastiquer donne le temps à nos papilles d'informer le système digestif du travail qui l'attend. Si l'aliment est sucré, un signal est donné au pancréas pour qu'il sécrète de l'insuline afin que nos cellules puissent utiliser le glucose ingéré. Quand on mange de la viande, l'estomac va fournir plus d'acide chlorhydrique pour la solubiliser et aussi plus d'enzymes spécifiques pour la digérer. Si notre repas est gras, le foie va fabriquer plus de bile pour émulsionner les lipides avant leur digestion. Mais tout cela ne peut se dérouler que si vous êtes « en conscience », donc si vous ne faites rien d'autre que manger !

Apprenez-leur à mâcher !

Mastiquer permet de découvrir, de s'approprier et de « se brancher » sur l'aliment, et ceci est particulièrement important pour les enfants. Dès qu'il peut mâcher, apprenez-lui à le faire afin qu'il sache que cela va lui demander un effort. De la bouillie, on passe à des petits morceaux puis à des morceaux un peu plus gros. Mais là encore, les enfants sont bien différents dans leur évolution, certains mangent des morceaux avant un an et d'autres en ont peur et les refusent jusqu'à deux ans. Si votre enfant refuse les morceaux, ne le brusquez pas, l'éducation alimentaire n'est pas un dressage. Le repas doit rester un moment de plaisir et non devenir une source de conflit. Et comme les enfants nous imitent et qu'ils apprennent par mimétisme, alors, à vous de mas-ti-quer !

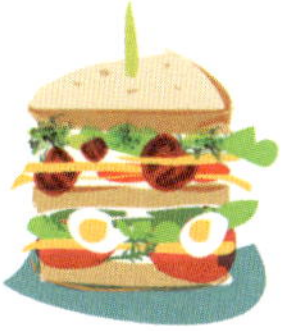

Et prendre le temps de manger

Mastiquer permet de manger plus lentement et donc de déguster et de vérifier ainsi que la faim est bien présente grâce au plaisir gustatif intense des premières bouchées. Si le rythme reste lent, vous pouvez aussi repérer la diminution puis la disparition de ce plaisir, signe que vous n'avez plus faim et qu'il faut arrêter de manger. Déguster est la base de la régulation alimentaire et il n'y a pas de dégustation sans mastication !

Ce temps de mastication permet également d'enclencher le processus de mémorisation des aliments que l'on mange et surtout de la mémorisation de leurs effets sur notre corps. Ces nombreuses « expériences alimentaires » serviront à la régulation par anticipation qui est basée sur le souvenir et le ressenti des consommations antérieures.

Les bonnes habitudes à adopter

Tout d'abord, sachez que je n'ai rien contre la télévision, l'ordinateur, la tablette, le téléphone ou la lecture à condition que ce ne soit pas au moment du repas. Ces activités, entre autres, vous éloignent de vos sensations internes et rendent difficile le travail sur la faim et le rassasiement.

On oublie les mauvaises habitudes, et les plateaux-repas sur le canapé du salon, même si c'est agréable, doivent rester exceptionnels, parce que c'est forcément devant la télévision avec tous ses inconvénients, et parce qu'on y est souvent mal installé pour manger. Plié en deux au-dessus d'une table basse n'est pas non plus une position idéale car vos organes digestifs sont comprimés ce qui entraîne une digestion parfois chaotique.

De même, déjeuner, goûter ou dîner dans sa chambre, devant un écran ou non, vous isole totalement de vos sensations, de votre environnement et de votre entourage. Vous mangez alors machinalement tout ce qu'il y a sur le plateau, sans aucun échange ni aucune discussion, sans vous occuper de vous, ni des autres. Et du coup, vous mangez toujours trop.

On éteint la télévision

Manger devant la télévision intervient de façon majeure dans la prise de poids, en particulier chez les enfants. La télévision hypnotise et nous détourne de nos signaux internes, elle nous fait manger de façon machinale et nous nous arrêtons… quand il n'y a plus rien dans l'assiette ! Mais avions-nous vraiment faim jusqu'à la dernière bouchée ? Le repas achevé, on ne se souvient pas toujours de ce qu'il y avait dans l'assiette et l'on passe complètement à côté du plaisir.

Mais surtout, manger devant la télévision a fait disparaître la vraie fonction du repas familial. Normalement, c'est un moment privilégié de partage et de convivialité, où chacun écoute ou peut s'exprimer en toute liberté. Quand un enfant ou un adulte commence à parler et qu'il s'entend dire « Chut, je n'entends rien » ou pire « Chut, tais-toi ! », on peut aisément comprendre que cela freine toute envie de communication.

Petit écran troublant

Les enfants que l'on fait manger devant le journal de 20 heures sont non seulement coupés d'une communication fluide, mais aussi exposés à des images d'une violence inouïe. Elles sont déjà perturbantes pour les adultes, alors pour eux ! Les parents que je reçois me disent parfois : « Mais ils ne regardent pas, on les met dos à la télé ! » Et alors, les enfants n'ont pas d'oreilles ? Et puis, mettez-vous à leur place, dîner face à deux personnes hypnotisées par des images que vous ne voyez même pas…

Il est vrai que manger sans la télévision peut-être difficile à mettre en place tant ce comportement est ancré dans nos habitudes de vie. Pour certains on peut même parler de « sevrage ». Vient alors le temps des négociations ! On commence par le repas qui semble le plus facile à prendre sans télévision, c'est souvent le petit déjeuner, mais aussi, parfois, le repas du soir, quand toute la famille est motivée et participe. Pour le goûter, c'est plus difficile : les jeunes sont souvent seuls à la maison et la télévision sert de « nounou » aux plus jeunes et de « présence » pour les moins jeunes.

Des chiffres inquiétants

Une étude intitulée « Comment sont nourris nos bébés en 2013 ? » réalisée par le SFAE (Secteur français des aliments de l'enfance) sur le comportement alimentaire et les apports nutritionnels des enfants de 0 à 3 ans montre que 29 % des enfants de moins de 3 ans mangent devant un écran (télévision, ordinateur, tablette) et pour 15 % d'entre eux, il s'agit de bébés de 15 jours à 3 mois ! Stupéfiant, inquiétant… oui mais ces chiffres correspondent malheureusement à ce que je constate tous les jours en consultation.
Et tous les spécialistes de l'enfance, pédiatres, nutritionnistes, psychiatres, sociologues, s'accordent à dénoncer les effets néfastes des écrans sur le comportement et l'alimentation.
Bien se nourrir, ce n'est pas seulement consommer une assiette équilibrée, c'est aussi manger avec les autres, échanger, partager…

On débranche l'ordinateur

Plus que devant la télévision, les adolescents sont très nombreux à manger devant l'ordinateur. Les « joueurs » ne sont pas trop concernés car leurs deux mains sont occupées, ce sont surtout les ados qui « chatent » ou qui « surfent » sur Internet tout en grignotant. Manger les occupe en attendant les réponses aux messages ou pendant les téléchargements. Cela peut durer des heures et des heures, enfermés dans leur chambre et parfois jusque tard dans la nuit ! Non seulement leur comportement alimentaire est perturbé, mais leur sommeil l'est également. L'endormissement est plus long et surtout trop tardif. Or, ce sont les premières phases de sommeil d'avant minuit qui permettent une bonne récupération. En l'absence de ces heures de sommeil, les réveils sont difficiles et les capacités de concentration diminuées.

Les adolescents ne sont pas les seuls concernés par cette « addiction ». La pause repas au travail est souvent l'occasion de s'évader ou de s'informer grâce à Internet. Le bureau est parfois la seule table disponible pour manger, parce qu'il n'y a pas de cantine, qu'elle est trop bruyante ou parce que, simplement, on préfère profiter de ce moment pour s'isoler. Vous poussez alors un peu les papiers et l'ordinateur étant devant les yeux, vous en profitez pour lire vos messages, regarder les infos ou faire vos courses en ligne, et ce, d'autant plus facilement que vos menus habituels de régimes « jambon de dinde – tomate » ou « œufs durs – haricots verts en boîte » commencent sérieusement à vous écœurer ! Lâchez le régime, faites-vous plaisir avec un bon petit plat appétissant que vous aurez acheté ou apporté de la maison : quand c'est bon, c'est plus facile. Ensuite seulement, vous ferez vos courses ou lirez vos messages.

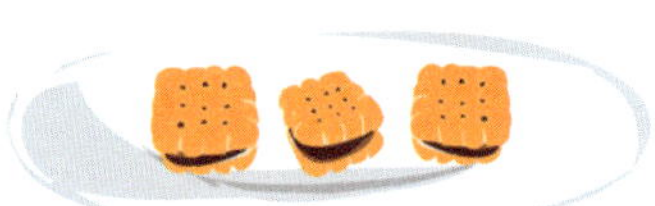

On coupe le téléphone et la tablette

Le téléphone est principalement utilisé par les personnes qui sont seules, notamment à la maison quand on a un petit coup de blues, en compagnie d'un paquet de biscuit ou d'une tablette de chocolat, ou en déplacement au restaurant. Sur son portable, on peut aussi lire ses messages ou regarder un film pendant un repas. Outre que l'on peut déranger les personnes autour de nous, pourquoi ne pas profiter de ce repas pour mettre à profit tous les conseils de pleine conscience. Quand on est seul, c'est plus facile de déguster et d'être à l'écoute de ses sensations, alors profitez-en, vous verrez que vous ne vous ennuierez pas !

Éteignez votre portable

50 % de réduction sur la facture du restaurant si vous éteignez votre portable ! Telle est l'initiative fort sympathique d'un restaurateur proche de Jérusalem qui ne supportait plus de voir ses clients pendus au téléphone… Une sacrée bonne idée, en espérant qu'elle fasse son chemin très vite en France !

On ferme son livre ou son journal

On mange rarement en lisant un bon livre, car il demande une attention particulière et on n'a pas envie de l'abîmer. Ce sont plutôt des magazines ou le journal que l'on feuillette, car on peut les lire en diagonale et ils sont aussi plus faciles à poser sur la table ou sur le canapé. Lire le journal le matin est un moment privilégié, mais pas en même temps que le petit déjeuner… une chose après l'autre. Au début, quand cela vous semble difficile de vous passer de lecture, parce que vous êtes seul face à votre repas, sans personne à qui parler, et que cela vous est douloureux, gardez le journal ou le magazine près de vous et lisez entre les bouchées, mais seulement quand votre bouche est vide.

Et la radio ?

Bonne nouvelle pour les auditeurs, la radio n'est pas un élément très perturbateur du comportement alimentaire, du moins, c'est ce que j'observe avec mes patients. Le plus souvent c'est pendant le petit déjeuner, qu'ils écoutent leur station préférée, et la voix connue de l'animateur a un côté rassurant et agréable pour eux. Je la leur laisse sans problème durant le repas.

À la recherche de mes sensations perdues

Nous sommes régulés par deux sensations alimentaires : la faim qui initie le repas et le rassasiement qui l'arrête. Voici comment les retrouver.

Comment reconnaître la faim ?

MON CONSEIL

Pour savoir si vous avez réellement faim, pensez à un plat que vous n'aimez pas vraiment, par exemple une barquette de frites molles et tièdes ou un plateau-repas d'hôpital refroidi ! Si cela vous attire quand même, c'est que vous avez réellement faim.

La faim est un signal qui se déclenche dès que le cerveau perçoit un manque d'énergie, plus précisément une diminution du taux de sucre dans le sang. Dans quel but ? Et bien nous motiver à rechercher de la nourriture et bien sûr à la consommer pour pouvoir remettre du « carburant ».

Dans un premier temps, il faut repérer les signaux qui vous indiquent la faim. Celle-ci s'exprime de façon très différente d'une personne à l'autre, la décrire est parfois même difficile. On peut la ressentir comme un besoin, un vide, un manque, un creux à l'estomac, une crampe, un gargouillis. Elle donne parfois mal à la tête, rend de mauvaise humeur, entraîne des pertes de concentration, un état de somnolence... Selon les personnes, cette sensation peut être légèrement désagréable ou carrément terrorisante. Mais le plus difficile est de distinguer la « vraie » faim de la « fausse » faim, car les voies empruntées par les signaux sont les mêmes.

- Si vous avez ce que j'appelle une **vraie faim**, vous arrivez facilement à trouver les aliments qui vous font envie, votre comportement et vos pensées sont assez calmes et bien adaptés. Vous êtes capable de vous mettre à table et de manger dans de bonnes conditions. Et puis, vos papilles vous permettent de le vérifier. En effet, la première bouchée que vous mangez avec faim, ainsi que les deux ou trois suivantes, vous procure un immense plaisir gustatif, puis il diminue progressivement.

- La **fausse faim**, quant à elle, correspond toujours à un besoin de compenser ou de soulager une émotion. Le choix des aliments se porte alors régulièrement sur les mêmes, souvent gras et sucrés, des aliments de votre enfance donc onctueux, moelleux et réconfortants. Vos pensées sont agitées et votre attitude est plutôt impulsive ou compulsive, et il vous est quasiment impossible de manger assis, au calme et sans rien faire d'autre. Mais ne vous inquiétez pas, il y a des solutions pour « affronter » cette fausse faim que nous verrons plus loin.

Parfois au cours d'un même repas, ces deux faims, la vraie et la fausse, peuvent s'exprimer tour à tour, d'où la difficulté à les distinguer. Au début, vous mangez lentement, vous mastiquez et vous appréciez, c'est la « vraie faim » et si tout à coup, votre attitude change – votre esprit s'évade, vous cherchez quelque chose d'autre à faire, vous accélérez le rythme –, c'est que la « fausse faim » démarre. Essayez de repérer ce moment où le besoin physiologique cède sa place au besoin de remplissage et alors, respirez profondément plusieurs fois pour recentrer à nouveau sur vous et vos sensations, vous pourrez ainsi vous arrêter plus facilement de manger.

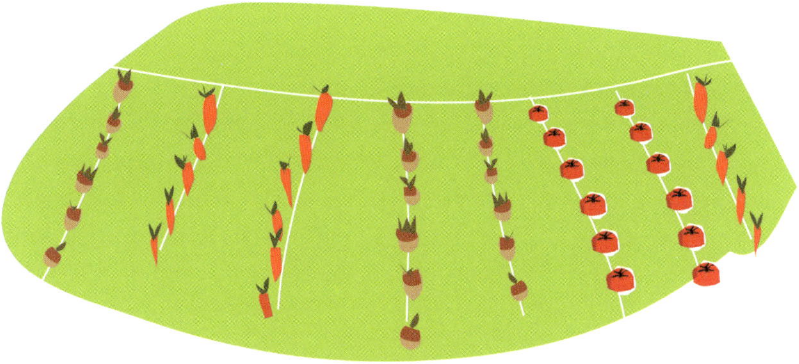

Se rassasier avec plaisir

Dès le début du repas se met donc en route tout un système complexe de signaux que l'on regroupe sous le terme de « cascade de la satiété » et qui vous informe à quelle bouchée, précisément, il vous faudra poser la fourchette, et donc terminer le repas. Mais pour cela, il faut être attentif aux réactions de votre corps.

Écoutez vos papilles

Contrairement à ce que l'on pense, les premiers signaux de rassasiement sont sensoriels et pas du tout physiques. L'aspect, le goût, l'odeur et la texture des aliments, transmis par l'intermédiaire des papilles gustatives, donnent le premier signal du rassasiement.

Au début du repas, le plaisir gustatif est très grand durant une à deux minutes, puis il va diminuer progressivement jusqu'à disparaître complètement et cela arrivera plus ou moins rapidement selon l'intensité de votre faim.

> **MON CONSEIL**
>
> Au début, vous ne serez pas sûr d'être rassasié, vous allez hésiter à vous arrêter sur quelques bouchées, vous continuerez à manger mais vous ne voyez pas trop la différence entre chacune. Et bien, à partir de l'instant où s'installe le doute, c'est que vous êtes rassasié. Donc, même si les sensations ne sont pas flagrantes, à la première hésitation, posez les couverts !

Tant que les sensations gustatives sont agréables, c'est que vos besoins énergétiques ne sont pas encore entièrement couverts et vous pouvez continuer à manger. Quand elles deviennent désagréables, le repas doit s'arrêter car le « plein de carburant » est fait.

S'arrêter parce que votre estomac est tendu, c'est déjà un peu trop tard !

Le rassasiement est en général plus difficile à retrouver que la sensation de faim car les papilles doivent être à nouveau bien opérationnelles et cela demande un peu de temps et de tâtonnements. Il faut aussi que vous soyez bien à l'écoute de votre corps et, là aussi, cela va se faire progressivement.

Les mauvaises habitudes sont parfois tenaces ! Vous devez donc être patient, remettre vos papilles « au travail » et pour cela, manger le plus souvent possible « en conscience » afin de trouver le moment exact du rassasiement.

Le ventre parle après les papilles

Les signaux digestifs interviennent dans un deuxième temps mais assez rapidement tout de même. On a tout d'abord l'effet des aliments sur l'estomac par des signaux mécaniques de distension qui nous informent physiquement que l'on commence ou que l'on est complètement repu. Puis, les aliments digérés au niveau intestinal confirment par des signaux complexes que le plein énergétique est terminé. Environ 20 à 45 minutes après la première bouchée, une sensation de plénitude physique s'installe et démarre alors la période de satiété.

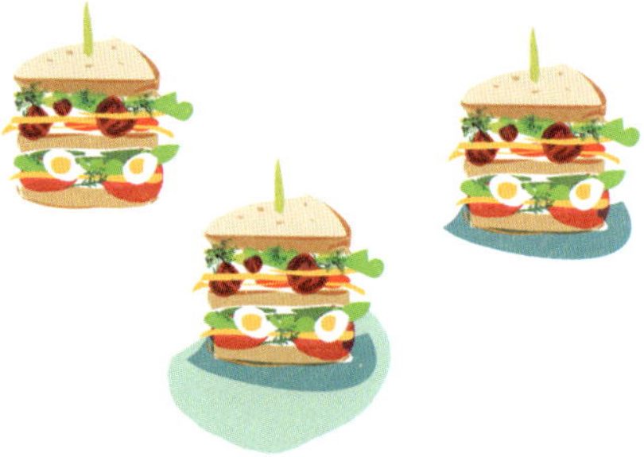

Maîtriser la satiété

La période de satiété dépend entièrement de la quantité de calories consommée au repas précédent. Si vous avez bien écouté votre corps et vos sensations alimentaires – les envies spécifiques, la faim et surtout le rassasiement –, c'est que vous lui avez donné précisément ce qu'il fallait et la faim reviendra juste avant le repas suivant, à vos heures habituelles. Mais il vous arrivera de trop manger ou pas assez : ne vous inquiétez pas, encore une fois, il suffit de s'écouter.

Si vous n'avez pas suffisamment mangé par rapport à vos besoins, et cela est fréquent au début, car vous avez du mal à trouver le rassasiement, alors la faim reviendra plus vite. Dans ce cas, vous pouvez faire une collation pour « tenir » jusqu'au repas suivant, si celui-ci est prévu 2 ou 3 heures plus tard. Ou alors, vous pouvez avancer légèrement l'heure du repas lorsque cela est possible, si la faim commence à vous « tirailler » une heure plus tôt que d'habitude.

En cas de fringale entre deux repas

« Qu'est-ce que je peux manger si j'ai faim en dehors des repas ? »

C'est une question que l'on me pose très souvent et à laquelle je réponds : « Ce qui vous fait envie bien sûr ! » Car avec la vraie faim, les appétences sont présentes et permettent de trouver facilement ce qui nous attire. Mais je propose aussi d'orienter ses choix vers des aliments simples, sains, assez énergétiques et nutritionnellement intéressants car rassasiants, riches en bons lipides, protéines, fibres, magnésium. Ce sont les oléagineux (amandes, noisettes, noix…), les fruits frais de saison, les fruits secs (abricots, figues, pruneaux…), le chocolat noir, du bon pain, des biscuits ou gâteaux maison (voir recettes p. 204) que l'on prendra en faisant une « vraie pause », c'est-à-dire toujours assis et sans rien faire d'autre.

Navettes à la fleur d'oranger de Valérie Cupillard

– Dans un saladier, mélangez 250 g de farine de petit épeautre demi-complète (T110), 1 c. à c. de poudre levante, 85 g de sucre de canne blond.
– Creusez un puits dans lequel vous ajoutez1 œuf, 50 g d'huile d'olive (7 cl) et 3 c. à s. d'eau de fleur d'oranger.
– Malaxez la pâte pour former un gros rouleau de 5 cm de diamètre.
– Coupez des rondelles de 1 cm de large.
– Chaque tranche permet de façonner des rouleaux de 8 cm de long.
De la pointe d'un couteau, fendez-les au milieu dans le sens de leur longueur en écartant légèrement.
– Déposez les navettes sur une plaque farinée ou une feuille de papier cuisson.
– Enfournez à thermostat 6/7 (180/210 °C) pendant moins de 25 minutes.
– Surveillez pour retirer les navettes dès qu'elles sont dorées !

Retrouvez toutes les recettes gourmandes de Valérie Cupillard dans *Mes assiettes gourmandes*.

Gâteau au gingembre de Valérie Cupillard

– Fouettez énergiquement 4 jaunes d'œufs avec 160 g de sucre de canne complet et 1 c. à c. de gingembre en poudre. Ajoutez 100 g d'huile d'olive.
– Montez les blancs d'œufs en neige, incorporez la moitié dans la pâte, mélangez puis ajoutez 200 g de farine de petit épeautre et 1 c. à c. de poudre levante. Terminez avec le restant des blancs en neige.
– Versez dans un moule à manqué huilé, enfournez à thermostat 7 (210 °C) 40 minutes.
– Couvrez si nécessaire avec une feuille de papier cuisson pour éviter que le gâteau dore trop vite.
– Piquez une lame de couteau au cœur du gâteau pour vérifier la cuisson : si celle-ci ressort sèche, le gâteau est prêt à être dégusté !

Comme j'aime le goût du gingembre (attention ça pique !), je remplace la poudre par un petit morceau frais que je râpe très finement.

Hélène

Retrouvez toutes les recettes gourmandes de Valérie Cupillard dans *Mes assiettes gourmandes*.

Manger trop

Cela arrive à tout le monde, rassurez-vous, même quand on est bien régulé ! En effet, et même heureusement, la vie sociale comporte des fêtes, des soirées entre amis ou des vacances, alors pas de panique ! La sensation de faim reviendra plus tard, vous aurez donc moins faim au repas suivant et parfois même, pas du tout. Et quand on n'a pas faim du tout, on ne mange pas du tout. Après un repas excessif, le trop-plein de carburant vous permet de tenir plus longtemps et votre corps ne vous réclamera quelque chose que lorsqu'il aura utilisé l'excédent. C'est par ce mécanisme que vous reperdez naturellement et vite les kilos pris lors des soirées festives ou au cours des vacances.

MON CONSEIL

Ce n'est pas le fait de faire un repas copieux qui fait grossir mais de manger, même peu, au repas suivant sans avoir faim du tout. Oubliez la soupe et le yaourt habituels et buvez plutôt à la place une tisane digestive ! Par exemple, râpez un petit morceau de gingembre frais dans de l'eau chaude, laissez infuser. Buvez par petites gorgées en dégustant et essayez de ressentir le confort digestif que cela vous apporte. Si vous trouvez le gingembre trop fort, remplacez-le par le jus d'un vrai citron.

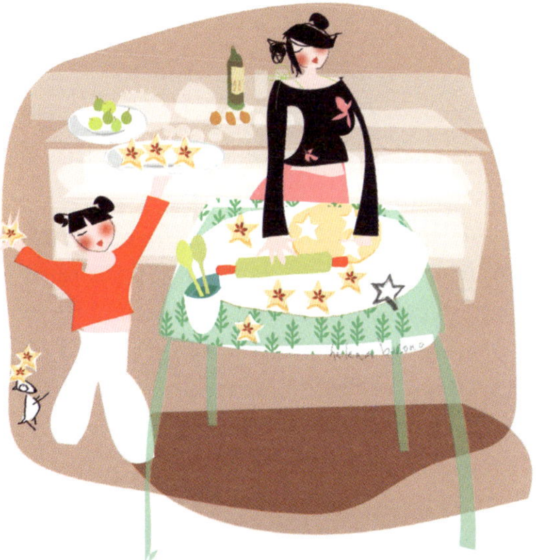

Les éléments perturbateurs du comportement alimentaire

Différents facteurs vont agir positivement ou négativement sur votre comportement alimentaire. Certains « déclencheurs » comme l'environnement dans lequel on mange ou le choix des aliments sont relativement faciles à modifier, d'autres comme les émotions ou le stress demandent l'acquisition de certaines compétences en travail corporel, en respiration ou en relaxation. D'autres encore demandent plus de temps et un travail en profondeur comme le conditionnement familial ou éducatif du genre « Finis ton assiette » ou « Il ne faut pas jeter » ou encore les restrictions alimentaires « Je n'ai pas le droit de manger cet aliment ». Les facteurs déclencheurs et leur capacité à perturber votre comportement sont très personnels, mais avec de la patience et une meilleure confiance en vous, vous y arriverez !

Les contraintes de la vie sociale et l'héritage familial

En société, les heures et la durée des repas sont normées. Du coup, le temps qui sépare deux prises alimentaires ne va pas seulement dépendre de notre satiété, mais aussi des règles sociales et de notre emploi du temps. Et parfois cela vous paraît un véritable casse-tête ! Pas de panique, nous sommes des êtres sociaux et donc nous avons une capacité d'anticipation qui nous permet d'avoir faim en même temps que les autres et ainsi de nous adapter. Il faut seulement un peu d'apprentissage, donc de temps et de patience pour la retrouver.

Les habitudes familiales conditionnent notre comportement alimentaire futur : la présence ou non de la télévision, l'ambiance conviviale ou au contraire cauchemardesque du repas familial, et surtout les quantités imposées avec l'obligation de finir son assiette. L'empreinte est parfois si forte que « laisser dans l'assiette » peut vous paraître insurmontable, mais ne vous découragez pas car, dès que vous aurez retrouvé le rassasiement, vous aurez réellement un dégoût en essayant de finir les restes.

Une éducation alimentaire rigide est trop souvent le point de départ de la dérégulation. Imposer à un enfant de finir son assiette quand il vous dit qu'il n'a plus faim revient à lui dire « Je ne te fais pas confiance », parce que votre attitude est guidée par vos propres peurs : qu'il ait faim, se réveille la nuit, grignote entre les repas, soit malade, ne grandisse pas… Ces peurs sont souvent transmises de génération en génération. Alors sachez dire stop ! Un enfant ne se laissera jamais mourir de faim, s'il pousse l'assiette devant lui c'est qu'il a suffisamment mangé.

Reconnaître le chantage

Un enfant s'aperçoit très vite du pouvoir qu'il peut exercer sur ses parents avec la nourriture. Dans certains cas, c'est vrai, votre enfant peut avoir faim et pourtant vous faire du chantage. À la longue, cela devient un jeu pour lui et parfois un enfer pour vous. Mais en l'observant bien, vous arriverez à distinguer le chantage du rassasiement, car son attitude est bien différente dans les deux situations.

Les émotions et les situations stressantes perturbent la recherche des sensations alimentaires. Le plaisir gustatif et le plaisir de remplissage se confondent et le rassasiement est alors troublé par la culpabilité malheureusement toujours présente. Retrouver vos sensations alimentaires et les écouter passeront par une bonne gestion des émotions et des situations stressantes, comme nous le verrons un peu plus loin.

En finir avec les règles des régimes

Votre comportement alimentaire est motivé par des nécessités internes comme le besoin de refaire le plein d'énergie mais il est aussi décidé. Vous pouvez volontairement ne pas écouter vos sensations de faim et de rassasiement dans le but de perdre du poids et de ne pas manger tel ou tel aliment parce qu'il fait soi-disant grossir. C'est le principe de la restriction cognitive que l'on retrouve dans tous les régimes amaigrissants. Ce ne sont plus alors les sensations alimentaires qui motivent le repas mais la décision consciente de s'autoriser ou de s'interdire certains aliments ou certaines catégories d'aliments. Et, malheureusement, quand le pouvoir de décision, donc de contrôle, se trouve dépassé, il y a perte de contrôle avec des compulsions ou de véritables crises de boulimie. C'est ainsi que trop souvent après un régime, s'installent non seulement l'effet yo-yo, mais aussi des troubles du comportement alimentaire.

Les troubles graves du comportement alimentaire

- L'**anorexie** est un trouble du comportement alimentaire grave qui débute souvent à l'adolescence et touche principalement les filles (90 %). À la suite d'un régime ou sans que l'on sache vraiment pourquoi, l'anorexique diminue volontairement son alimentation, s'impose des restrictions alimentaires très sévères et lutte contre ses appétits. Certaines y arrivent de façon continue, ce sont les anorexiques mentales restrictives. D'autres « craquent » et font des crises de boulimie si culpabilisantes qu'elles se font vomir par la suite, ce sont les anorexiques mentales boulimiques vomisseuses. La prise de médicaments laxatifs ou diurétiques est assez fréquente, tout comme l'hyperactivité physique. Malgré le manque de nourriture, l'anorexique reste extraordinairement dynamique, tant physiquement et qu'intellectuellement (souvent très bonne élève), expliquant pourquoi la famille et l'entourage mettent du temps avant de s'inquiéter. La perte de poids est importante, parfois extrême, jusqu'à 50 % du poids initial. L'absence de règles (aménorrhée) est toujours présente.

- La **boulimie** est, comme l'anorexie, un trouble du comportement alimentaire. La personne boulimique est souvent ronde sauf si elle contrôle son poids par des vomissements provoqués après la crise. Elle donne l'impression d'être sûre d'elle, mais derrière cette apparence se cache quelqu'un qui ne s'aime pas, qui doute profondément d'elle-même et se dévalorise. La crise de boulimie se déroule dans un état second, échappant totalement à la volonté. Elle peut être suivie par des vomissements, par la prise de laxatifs à outrance, par une activité physique intense provoquant à la longue une détérioration de l'état physique : fatigue physique et intellectuelle, inflammations digestives, déchaussement dentaire, carences nutritionnelles et très fréquemment un état dépressif.

Se soigner de l'anorexie et de la boulimie demande du temps et une prise en charge par des spécialistes bien formés aux thérapies comportementales et cognitives. Avant tout, il est important de consulter un médecin psychiatre compétent dans ce domaine et la démarche peut être optimisée grâce des diététiciens, psychologues, psychomotriciens, ostéopathes…, en ville ou en service hospitalier spécialisé.

Le chemin de la guérison est long et nécessite un entourage très fort et très présent. En 2013 s'est créée à Marseille l'Association du réseau méditerranéen des troubles du comportement alimentaire (ARM-TCA) dont je fais partie (voir Adresses utiles et sites Internet, p. 266). Le but est d'améliorer la prise en charge des personnes atteintes de troubles des conduites alimentaires et de leurs familles. J'assure donc régulièrement des consultations et oui, c'est possible de s'en sortir !

Je mange « bon » pour manger moins

Pour manger moins, il est important de manger bon et cela passe donc par les sensations. Retrouvez le plaisir de cuisiner et de déguster seul, en famille ou entre amis. Et, surtout, réapprenez à stimuler vos cinq sens qui vous aideront à comprendre et analyser les signaux de rassasiement et de satiété.

Les cinq sens dans mon assiette

Les cinq sens informent notre cerveau sur le monde qui nous entoure et dans lequel on vit. Lorsque nous mangeons, nous pensons que le goût, permettant de distinguer les aliments, est le premier, voire l'unique, sens en action. Et pourtant, l'ouïe nous fait entendre le croustillant, le frémissement… ; la vue nous fait découvrir des couleurs, des formes ; le toucher des textures ; quant à l'odorat, il décuple les saveurs.

Chaque sens fonctionne grâce à un organe ou une partie du corps : on goûte avec sa langue et sa bouche, on sent avec son nez, on touche avec sa peau ou l'intérieur de la bouche, on voit avec ses yeux et on entend avec ses oreilles.

Les sens nous apportent du plaisir, en mangeant un aliment ou en écoutant une musique et nous préviennent aussi des dangers – par exemple, l'odeur de brûlé mais aussi le dégoût d'un aliment. Ils participent au plaisir gustatif, mais nous permettent aussi de comprendre et d'analyser les signaux de rassasiement et de satiété.

Le goût

Le goût est le sens qui nous permet d'identifier les saveurs grâce aux papilles gustatives situées sur la langue. Il existe quatre saveurs : le sucré, le salé, l'acide et l'amer auxquelles on rajoute des sensations chimiques comme l'astringence, le brûlant et le piquant. La perception des saveurs est très personnelle, les papilles sont plus ou moins réceptives à certaines saveurs qui paraissent agréables pour certaines personnes et désagréables pour d'autres. C'est surtout vrai pour l'amertume, un peu moins pour les autres. Les goûts trop forts sont souvent perçus comme dérangeants.

MON CONSEIL

Évidemment, il est important d'apprendre à nos enfants à reconnaître s'ils aiment ou pas, mais aussi l'art et la manière de le dire ! Éviter les « Beurk ! » et « C'est dégoûtant ! », cela fait aussi partie de l'apprentissage et de l'éducation.

En général, vos papilles sont « endormies » par tous les régimes qui vous imposent de ne pas trop les écouter. Alors, nous allons les réveiller et les remettre à l'entraînement.

Oui, les goûts et les couleurs ne se discutent pas, certaines saveurs vous attirent plus que d'autres. Lorsque vous goûtez un plat ou un aliment, il n'est pas bon ou mauvais, il vous plaît ou il ne vous plaît pas. C'est important d'apprendre cela aux enfants et surtout de leur dire que la perception des saveurs et les sensations que nous procurent les aliments changent et évoluent en grandissant. On peut adorer adulte quelque chose que l'on détestait enfant.

En revanche, nous sommes tous égaux devant une saveur : le sucré ! C'est le goût du liquide amniotique qui nous a nourris dans le ventre de notre mère, le souvenir inconscient de notre première tétée et, aussi et surtout, c'est la saveur dominante qui a accompagné toute notre enfance. Nous aimons tous le « sucré », à des degrés divers, bien sûr, et il sera toujours une source de plaisir et de réconfort au cours de notre vie, même si ce n'est pas toujours notre saveur préférée.

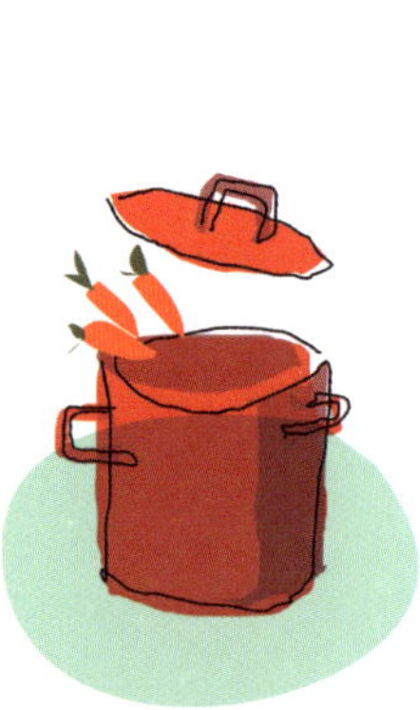

L'odorat

C'est le sens qui est associé au nez, les cellules olfactives vont détecter des substances volatiles appelées arômes. Le goût et l'odorat sont intimement liés, une grande partie de ce que l'on goûte dépend en fait de ce que l'on sent. D'ailleurs, quand vous êtes enrhumé et que votre nez est bien bouché, les aliments que vous mangez ont moins, ou plus du tout, de saveur.

Quand vous sentez une odeur, ce n'est pas toujours facile de la reconnaître et de l'identifier. Vous avez parfois le nom sur le bout de la langue mais… impossible de dire ce que c'est ! C'est normal, les odeurs doivent être identifiées et mémorisées afin d'être reconnues. Il faut donc s'entraîner régulièrement, et ce, dès le plus jeune âge. En cuisinant, essayez de retrouver tous les parfums des ingrédients que vous avez utilisés. En vous promenant, ramassez des herbes, froissez-les et détaillez les différents parfums qui s'en échappent. Partagez ces expériences avec votre entourage et surtout avec vos enfants, même s'ils sont très jeunes et que vous les promenez encore en poussette ! Plus l'apprentissage débute tôt, plus la mémoire de l'odorat se développera.

Odeur et mémoire

Les odeurs sont un stimulant de la mémoire. En effet, le centre olfactif est relié au cerveau limbique qui gère les émotions mais aussi le plaisir et la mémoire. Les odeurs sont donc capables de réveiller des souvenirs affectifs, agréables ou non. Dans les images mentales associées à ces odeurs, on retrouve souvent une personne importante sur le plan affectif, comme la mère, les grands-parents, mais aussi la cuisine de l'enfance, les vacances, la maison de campagne, les fêtes de Noël… Les odeurs vous renvoient à votre histoire et ne sont jamais neutres, c'est la fameuse « madeleine de Proust ». Cette mémoire vous aidera aussi dans la recherche du rassasiement car la mémoire gustative permet notamment de réguler les prises alimentaires.

Le toucher

Le toucher est le sens indispensable au développement intellectuel et affectif, il est aussi à l'origine des relations d'attachement, des échanges et de l'expression de la tendresse. Bref, il est essentiel à la survie. En termes d'alimentation, il va vous aider à explorer et à reconnaître les aliments. Il peut se faire avec les mains pour choisir un aliment, par exemple vérifier si un fruit est mûr, ou bien en cuisinant, pour s'assurer de la bonne texture de la pâte que l'on pétrit. Il permet de s'approprier un aliment, et il procure du plaisir. Faites « patouiller » une pâte à brioche à un enfant, il sera aux anges !

Le toucher intervient aussi à l'intérieur de la bouche, avec les sensations tactiles que vous ressentez quand l'aliment est en bouche et en découvrant aussi l'évolution de sa texture : doux, moelleux, râpeux, dur, mou, fondant…

En grandissant, s'installe un certain tabou autour du toucher, propre à notre société occidentale. Alors que dans les pays orientaux et asiatiques, manger avec les doigts certains aliments est un geste normal, voir une coutume, les Occidentaux se sont imposé le carcan des couverts et des robots-mixeurs.

Je remarque bien cette différence entre les enfants et les adultes dans mes dégustations de chocolat. Les enfants sont « nature », prennent le chocolat à pleine main et me le décrivent à merveille, alors que les adultes sont réservés, timides et limités dans leur description. Par exemple, il n'y a que les enfants qui me signalent le côté râpeux du carré de chocolat à l'endroit où il a été cassé, jamais, ou presque, les adultes !

La prise de conscience du toucher

La prochaine fois que vous mettez une crème sur vos mains, faites l'expérience suivante : prenez vraiment le temps de le faire et d'éveiller vos sens, regardez et dosez la quantité de crème sur vos mains, sentez son odeur et sa présence sur votre peau, massez lentement et délicatement vos mains, vos doigts et vos ongles, notez l'évolution de la température et de la texture de la crème, observez sa pénétration progressive et remarquez comme vos mains deviennent souples, douces et parfumées. Un pur moment de sensualité ! Ne vous sentez-vous pas plus détendu ?

La vue

La vue va vous permettre de choisir les aliments en fonction de leur aspect et de leur texture. La couleur est essentielle dans l'attirance vers les produits, d'où l'utilisation abusive de colorants artificiels dans les produits industriels. Par exemple, le sirop à la menthe incolore n'a jamais eu de succès commercial, sauf en bio ; dès lors qu'il est coloré en vert, les gens l'achètent ! Et puis, la vue de l'aliment permet aussi d'anticiper son goût, d'informer notre système digestif et de se préparer à le digérer, c'est ce que l'on appelle la phase céphalique dans la digestion.

Si la vue est importante dans le choix des aliments, elle l'est aussi largement dans le contexte du repas. Une table bien dressée avec une nappe propre, une jolie vaisselle, des assiettes non ébréchées, des verres et des couverts assortis et des serviettes coordonnées, est plus agréable et contribue à l'envie de prendre du plaisir à table. Tout cela n'est pas forcément onéreux, on trouve de jolies choses simples à des prix tout à fait abordables. Et cela agit de façon positive dans le plaisir de nourrir et de se nourrir.

Nous mangeons aussi avec nos yeux !

Selon une étude menée par des chercheurs britanniques et espagnols, la qualité et la couleur de notre vaisselle auraient une influence sur la perception du goût :

- les boissons servies dans des verres de couleurs froides (violet, bleu, vert) semblent plus rafraîchissantes ;
- une cuillère légère en plastique donne au yaourt une texture plus dense ;
- avec une cuillère blanche, un yaourt blanc a un goût plus sucré et plus agréable qu'un yaourt rose. Et c'est l'inverse avec une cuillère noire ;
- le goût d'un fromage piqué avec un couteau est plus salé que s'il est mangé avec une fourchette ;
- un chocolat chaud est bien meilleur dans une tasse de couleur orange ou crème…

Malheureusement, l'influence de la couleur est propre à chaque aliment donc même en servant les épinards ou les salsifis dans une assiette orange, je doute qu'ils soient plus largement appréciés… dommage !

L'ouïe

C'est le sens qui intervient le moins dans la dégustation proprement dite, sauf bien sûr pour les aliments « croustillants » et « craquants » que certaines personnes adorent et recherchent (pain croustillant ou grillé, chocolat avec des grains de riz soufflés…). Les industriels jouent avec ce sens en créant des produits craquants comme des barres chocolatées, des chips et d'autres produits croustillants salés ou sucrés, appelés « snackers », et qui sont le plus souvent consommés entre les repas.

Le bruit, par contre, est un élément très perturbateur au cours du repas et il est prouvé que l'on mange généralement plus dans un environnement bruyant ! Entre les cantines, les restaurants d'entreprises et les brasseries du coin, on est servi ! À vous d'apprendre au mieux à faire le vide dans votre tête, à vous recentrer sur vos signaux internes. Je sais que ce n'est pas facile, mais on finit toujours par trouver une solution… ou par changer d'endroit quand c'est possible.

Vive les rituels !

Savez-vous comment rendre meilleur un gâteau d'anniversaire ? Un peu plus de sucre, de beurre, de vanille, de fruits… ? Eh bien non, décorez-le avec des bougies et fredonnez une chanson en l'offrant ! C'est ce qui ressort d'une étude américaine récente : nous apprécions davantage les aliments s'ils sont accompagnés de petits rituels dans lesquels nous nous sommes réellement impliqués.

Bonne digestion

En plus leur rôle dans la dégustation, les cinq sens interviennent aussi dans la digestion car celle-ci démarre bien avant que les aliments n'atteignent notre estomac. La vue, l'odeur, le toucher, le goût, mais aussi la simple pensée d'un aliment ou d'un repas suffisent à déclencher les sécrétions digestives, comme nous l'avons vu précédemment, lors de la phase céphalique de la digestion. Votre ventre n'a-t-il jamais gargouillé bruyamment en regardant la vitrine d'un bon chocolatier ou d'un bon charcutier, à en être même gêné ? Si cela vous arrive, c'est que vos mémoires gustative et olfactive fonctionnent bien !

Apprendre à déguster

La dégustation est un moment très agréable bien sûr, très convivial, une occasion d'échanger et de se souvenir. Mais les dégustations permettent surtout de mettre en pratique toute la théorie que nous avons vue jusqu'à présent. Alors, bienvenue dans le monde merveilleux de la dégustation !

Bien préparer sa dégustation

Une dégustation demande du calme, de la concentration et donc du temps. Il est indispensable de privilégier un moment où vous êtes sûr de ne pas être dérangé. Pour la première dégustation, choisissez un aliment que vous aimez beaucoup et qui n'est pas source de conflit personnel.

Tout d'abord, asseyez-vous et commencez par évaluer, sur une échelle de 0 à 9, votre faim puis votre envie de manger cet aliment, et enfin votre état émotionnel. On peut démarrer une dégustation avec une petite faim, 2 à 3 sur l'échelle précédemment citée mais pas moins, sinon vous risquez de ne pas ressentir suffisamment le plaisir gustatif au départ.

Prendre le temps de découvrir l'aliment

Si l'aliment est enveloppé, commencez par bien regarder l'emballage, mais ne lisez pas la liste des ingrédients, étudiez-en la couleur et la forme, touchez la texture du papier ou du carton et notez s'ils ont contribué à favoriser votre attirance pour cet aliment.

Ensuite ouvrez et regardez l'aliment, décrivez :
- sa forme : carré, ovale, régulier, irrégulier… ;
- sa couleur : rouge, vert, marron, blanc, foncée, claire, avec des reflets bleutés, dorés… ;
- son aspect : lisse, rugueux, trouble, brillant, homogène…

Puis, quand l'aliment le permet, prenez-le dans vos mains et fermez les yeux, car en déconnectant un sens, on rend les autres plus performants. Explorez l'aliment, comme si c'était la première fois que vous le teniez en main, comme si vous deviez découvrir ce que c'est, sans aucune idée préconçue. Vous allez remarquer deux types de sensations différentes :
- les sensations mécaniques : dur, mou, collant, visqueux, granuleux, filandreux… ;
- les sensations thermiques : chaud, froid, tiède, glacé…

Alors sentez-le, toujours les yeux fermés, essayez de trouver les différentes odeurs :
- fruitées : orange, banane, fruits rouges… ;
- végétales : foin, herbe coupée… ;
- florales : fleur blanche, rose… ;
- épicées : vanille, cannelle… ;
- empyreumatiques : brûlé, grillé, torréfié… ;
- lactées : beurre, lait chaud, crème… ;
- animales : chèvre, cheval…

Les odeurs ne sont pas faciles du tout à trouver car on ne peut nommer que ce que l'on a déjà senti et identifié, d'où la nécessité d'un certain apprentissage. Et si les émotions et les sensations vous gagnent (ça arrive souvent), laissez-les monter et accueillez-les sans aucune crainte !

Enfin, mettez-le en bouche, laissez vos papilles découvrir :
- les quatre saveurs : salé, sucré, acide, amer ainsi que leur intensité : faible, moyenne, intense ;
- la texture : lisse, granuleuse, onctueuse, râpeuse et l'évolution en bouche : fondante, collante… ;
- les autres perceptions appelées sensations trigéminales : piquant (poivre, radis), brûlant (piment), frais (menthe), métallique (sang), astringent (tannins) ;
- les arômes volatils qui sont les odeurs qui passent par la bouche que l'on découvre en soufflant doucement par le nez.

En deux mots : lâchez prise !

Après le premier morceau, évaluez à nouveau votre faim, l'envie de manger l'aliment et votre état émotionnel, puis continuez à déguster tant que la faim et l'envie de manger sont présentes. En général, la faim et l'envie de manger l'aliment diminuent plus ou moins rapidement et si la dégustation se déroule bien, l'état émotionnel s'améliore.

Lorsque vous êtes bien à l'aise avec la dégustation, vous pouvez choisir de faire l'expérience avec un aliment plus problématique car c'est grâce à vos cinq sens que vous pourrez vous débarrassez des conflits alimentaires et entamer une véritable réconciliation. La dégustation vous aide à empêcher le démarrage d'une compulsion par un aliment « déclencheur » parce qu'elle vous apprend à le manger dans de bonnes conditions et à bien ressentir l'absence de plaisir gustatif lié au rassasiement.

La dégustation comme outil thérapeutique

La dégustation est pour moi un véritable outil thérapeutique, il fait partie intégrante de mes consultations depuis déjà plusieurs années et c'est un vrai régal. Bien faite, la dégustation peut tout à fait s'apparenter à une technique de lâcher-prise.
Elle n'est pas toujours indispensable et je la propose quand je sens qu'elle sera utile pour se réconcilier avec certains aliments, pour distinguer le plaisir gustatif du plaisir de remplissage, mieux cerner ce qu'est le rassasiement… Je choisis aussi le bon moment, ça peut être à la troisième consultation comme à la dixième, il n'y a pas de règles.
Pour que cette expérience soit utile et efficace, il faut que la prise de conscience et la reconnexion soient déjà enclenchées et la motivation bien présente.

Plaisir de cuisiner, plaisir de manger

La meilleure façon de manger ce que l'on aime est de le préparer soi-même ! Quand il n'y a plus de conflits avec les aliments et que tout est possible, puisque rien n'est interdit, quel bonheur alors de réinvestir sa cuisine ! Cuisiner, c'est à la fois le plaisir de faire à manger, de donner à manger, tout en offrant une partie de nous, parce que l'on s'implique totalement. En cuisinant de nouveau régulièrement, vous prendrez pleinement conscience que le fait d'acheter des plats tout préparés vous prive de ce plaisir. Et oui, en matière de cuisine aussi, le plaisir de donner est parfois plus important que le plaisir de recevoir.

Les repas au quotidien

Cuisiner au quotidien est parfois vécu comme une corvée, comme une tâche ingrate, parce qu'il faut trouver des idées, contenter tout le monde, faire les courses, nettoyer les ustensiles et ranger la cuisine. Vous finissez par ne plus voir que le côté négatif. Déjà, commencez par vous faire aider et par déléguer certaines tâches, les courses par exemple. Oui, je sais, c'est difficile parfois au retour du magasin parce que ce n'est pas le bon paquet, la bonne marque, la bonne quantité, mais « lâchez prise » et voyez plutôt toutes les choses positives que vous avez pu faire à la place : lire, passer un coup de fil, prendre un bon bain ou vous reposer, tout simplement.

Si vous avez eu la chance d'observer vos parents ou une grand-mère préparer les repas, cuisiner est un acte relativement évident et naturel. Dans le cas contraire, il vous faut apprendre et on peut le faire à tout âge. Bien sûr, il existe des livres de cuisine, mais rien ne vaut la pratique et si vous n'osez pas vous lancer seul, je vous conseille les ateliers de cuisine. Il en existe pour les cuisiniers débutants, confirmés, pour les plats festifs, la pâtisserie, le chocolat, mais aussi pour les enfants. Transmettre notre savoir-faire culinaire à un enfant lui donne, en effet, un sacré bagage pour sa santé et sa vie sociale futures !

Et puis, ça peut paraître une évidence, mais pour cuisiner « bon », il faut utiliser de bons produits. Pour cela, choisissez le plus possible des aliments frais, de saison, de terroir et les moins contaminés possibles par les engrais, les pesticides et autres traitements conservateurs. Le mieux est de travailler en direct avec les agriculteurs et les éleveurs soit à la ferme, soit par l'intermédiaire d'associations comme, par exemple, les AMAP (associations pour le maintien de l'agriculture paysanne). Ce sont toujours des produits de saisons et, pour la plupart, ils sont ramassés du matin. Mais, en plus, ils sont moins chers, car il n'y a pas d'intermédiaire, le prix revient intégralement au producteur. Enfin, dernier avantage, et pas des moindres, c'est un moment précieux d'échanges et de rencontres auprès des producteurs. C'est donc « tout bon » pour les papilles, le porte-monnaie et la vie sociale !

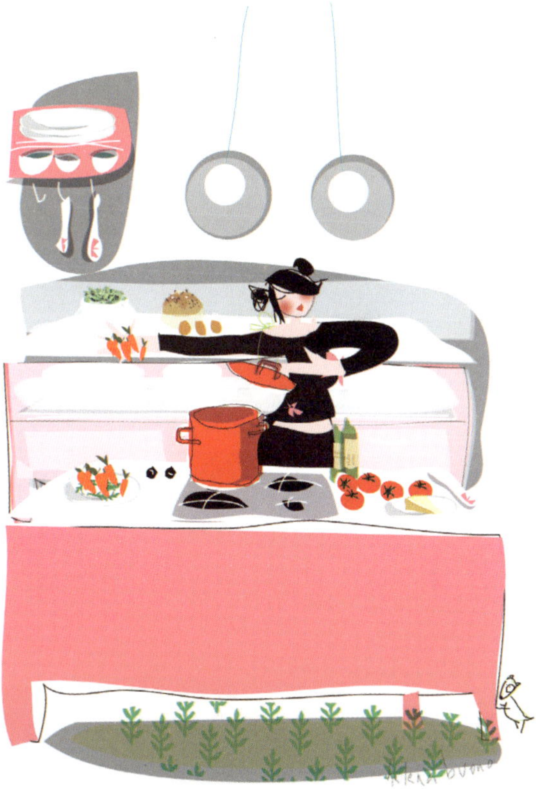

Faire la paix avec les aliments

Pour se nourrir de façon instinctive et régulée, il faut se réconcilier avec TOUS les aliments sans exception, même les plus gras, les plus sucrés, les meilleurs... afin de retrouver enfin le plaisir de manger de tout en toute sérénité.

Déprogrammer les interdits

S'interdire des aliments, c'est entrer dans le cercle vicieux de l'envie-frustration-culpabilité. Ce cercle vicieux fait perdre alors le contrôle de ses émotions et de son alimentation, d'où l'apparition des troubles alimentaires. Il est donc important de déprogrammer les interdits et fausses croyances pour retrouver le plaisir de manger de tout.

Interdit = envie

C'est bien connu, l'interdit crée l'envie, et pas seulement dans le domaine de la nourriture. Afin de bien comprendre l'effet des restrictions alimentaires sur notre réaction psychique, prenons l'exemple d'un enfant à qui l'on défend d'ouvrir un placard. Il va s'empresser d'y aller à la première occasion, et ce, d'autant plus vite que le ton aura été sévère. Le principe de tous les régimes amaigrissants est d'imposer des restrictions ou des modérations d'aliments ou de catégories d'aliments et cela vous donne l'envie de goûter au « fruit défendu ». L'un ne va pas sans l'autre malheureusement ! Et c'est bien pour cela qu'il faut bannir toute notion de régime.

Envie = frustration

Quand vous êtes au régime ou bien que vous « faites attention », l'envie de manger des aliments « interdits » est une véritable lutte, épuisante, qui peut même tourner pour certains à l'obsession. Ce contrôle fait monter en vous une frustration, d'autant plus grande que la restriction est importante.

La frustration est une émotion très puissante. Quand elle devient insupportable, vous « craquez », ce qui vous conduit à manger de façon compulsive, sans rapport avec un besoin physiologique réel, comme si vous deviez rattraper en une seule fois toutes les restrictions caloriques imposées depuis le début. Et plus les privations ont été fortes, plus les compensations seront importantes. La frustration fait manger plus qu'il ne faut et la seule façon de ne pas être frustré est de ne pas ou ne plus se créer d'interdit alimentaire.

Frustration = culpabilité

Malheureusement, ces pertes de contrôle, en plus de vous faire « ingurgiter » des aliments dont votre corps n'a pas besoin, sont trop souvent suivies d'un grand sentiment de culpabilité et de dévalorisation, « Je suis nul », « Je n'aurais pas dû », et ce d'autant plus que les compulsions ont été importantes. Le soulagement de cette culpabilité passe alors par de nouvelles restrictions, c'est ainsi que s'installent des troubles alimentaires liés aux régimes, avec l'alternance de contrôle et de perte de contrôle. La culpabilité vous restreint plus qu'il ne faut et la seule façon de ne pas culpabiliser est de supprimer toute frustration, donc là encore, toute notion d'interdit.

Le trouble du réconfort

Manger pour apaiser une émotion n'est pas un problème en soi. Quand on est bien régulé, on arrive à trouver le réconfort auprès de la nourriture tout simplement parce qu'on ne culpabilise pas. Mais si vous soulagez une émotion avec des aliments que vous aimez, mais que vous considérez comme « interdits », la culpabilité sera forcément au rendez-vous avec tout ce qu'elle entraîne de négatif. Cela vous fera manger encore plus et vous empêchera de trouver du réconfort. C'est ce que l'on appelle le trouble du réconfort.

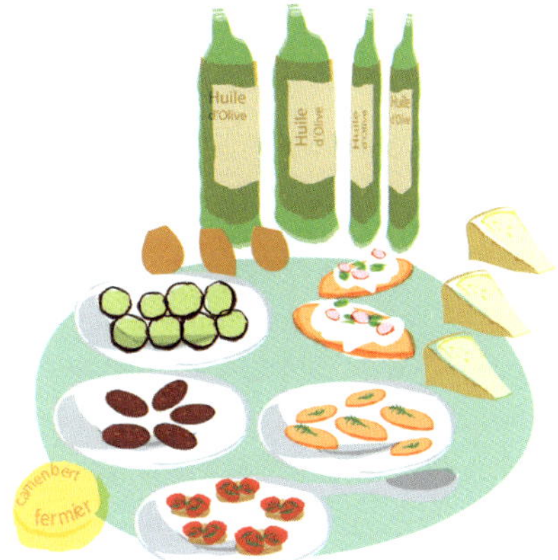

Déprogrammer les croyances

Les aliments amaigrissants n'existent pas

Il n'y a pas d'aliment amaigrissant ni d'aliment grossissant. Tous, sans exception, peuvent vous faire maigrir ou grossir. Cela ne dépend pas du nombre de calories contenues dans ces aliments, mais de la quantité consommée en fonction de votre faim ; faim qui est directement liée aux besoins de votre corps et qui sera donc variable à chaque repas, d'un jour à l'autre, et surtout non prévisible.

Cette idée fausse des aliments grossissants ou amaigrissants conduit à leur classification en aliments « interdits », « autorisés à volonté » et « autorisés modérément ». Et là, bienvenue dans la spirale infernale : interdit = envie = frustration = culpabilité. Ce sont alors les émotions qui dominent et qui prennent le pas sur la régulation naturelle que l'on ne peut alors pas écouter. Cette croyance est aussi à l'origine de la peur de « craquer ».

Manger entre les repas

L'interdiction de manger entre les repas vous pousse à manger au repas même si vous n'avez pas faim. C'est une règle absurde, que l'on retrouve dans la plupart des régimes, mais aussi parfois dans les principes d'une alimentation équilibrée. Or, nous avons vu que certaines personnes font naturellement trois repas par jour, d'autres quatre ou cinq. Nous avons tous un rythme qui nous appartient, la quantité consommée au repas s'adaptant au jour le jour à nos besoins. S'empêcher de manger entre les repas fait naître en vous la peur d'avoir faim et vous pousse donc à manger régulièrement, mais trop.

Le plaisir de manger de tout

Pour retrouver le plaisir de manger de tout, il faut prendre le temps de réintroduire les aliments interdits.

Je vous conseille de faire cela à votre rythme. Plus vous avez de restrictions en tête, plus ce travail peut vous paraître insurmontable. Mais rassurez-vous, le plus dur est bien souvent de faire le premier pas. Une fois la première expérience réussie et bien mémorisée, la suite se déroule beaucoup plus facilement car vous aurez retrouvé confiance en vous et au contraire, la charge émotionnelle des aliments sera de moins en moins forte.

Pour cela, commencez par réintroduire l'aliment qui vous fait le moins peur ou celui qui vous manque le plus. Une fois que vous avez choisi l'aliment à tester, il faut vous mettre dans les meilleures conditions, c'est-à-dire assis et au calme, afin d'être le plus en conscience possible et de rester « connecté » grâce à la mastication et à la dégustation.

Les émotions sont souvent très fortes à ce moment-là, en particulier la peur de « craquer ». Rassurez-vous, si vous allez au-delà de votre rassasiement, ce n'est pas grave, cela arrive fréquemment au début avec les aliments déclencheurs. Surtout, restez bien « en conscience » car même si la sensation est désagréable, c'est la seule façon de mémoriser le « trop » et donc de manger moins la fois suivante. Rappelez-vous, c'est grâce aux expériences antérieures, bonnes ou mauvaises, que l'on affine sa régulation.

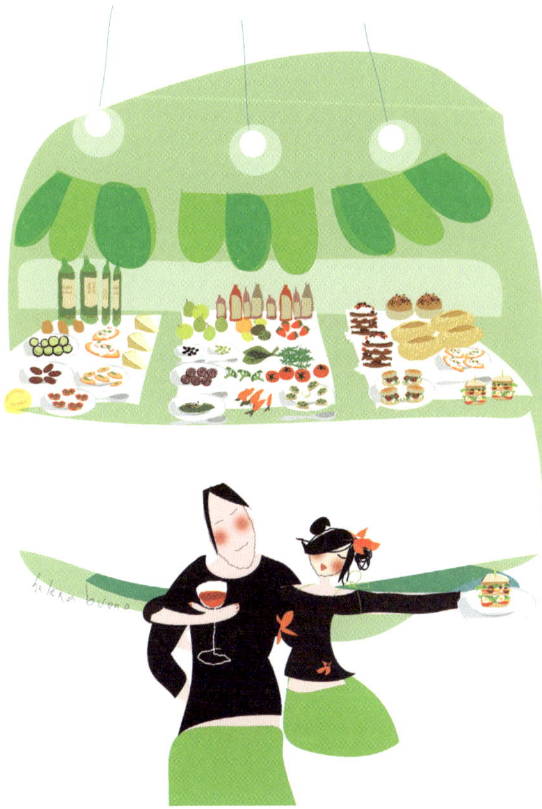

Écouter ses émotions pour mieux les apprivoiser

Une émotion est un phénomène qui arrive brutalement, sans prévenir et nous bouleverse intérieurement. Les modifications physiologiques se repèrent assez facilement : la respiration change, les battements cardiaques s'accélèrent, on peut ressentir aussi des tensions et des spasmes musculaires. Notre façon de penser est différente, on se laisse envahir et déborder par des pensées agitées qui nous font perdre notre objectivité.

Des émotions qui nous gouvernent

L'émotion nous incite à agir ou à réagir. Face à une situation agressive, par exemple, trois attitudes sont possibles : se battre, fuir ou être pétrifié (en anglais, les fameux trois « F » : *fight*, *flight* ou *freeze*), ensuite seulement on réfléchit, ce qui permet d'évaluer la situation dans sa réalité et d'ajuster son comportement.

Les émotions font peur, tout simplement parce que nous les connaissons mal. En effet, elles sont très nombreuses, certaines sont négatives comme la peur, la tristesse, la colère, la contrariété, le regret, l'envie, la jalousie, l'anxiété, le stress, le dégoût, la honte et la culpabilité. D'autres sont positives comme la joie, l'espoir, le soulagement, la gratitude, la compassion et l'amour. La surprise est un peu à part car, selon les circonstances, elle peut être vécue de façon positive ou négative. Elles peuvent tout autant s'exprimer par les mots que par la façon de les dire ou encore par les gestes.

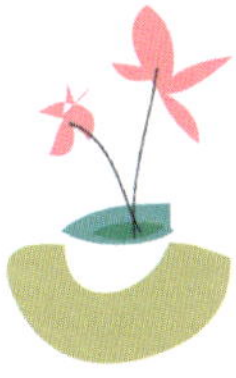

Les émotions face aux aliments

Il existe bien sûr un lien entre les émotions ressenties et notre comportement face aux aliments. Quand on ressent une souffrance émotionnelle, on cherche naturellement à la soulager, et la nourriture est un moyen universel, inné et facile pour se faire du bien. Manger apaise, manger sucré réconforte affectivement, mais seulement si on ne se sent nullement coupable.

À ce sujet, Claude Lévi-Strauss disait : « Il ne suffit pas qu'un aliment soit bon à manger, il faut aussi qu'il soit bon à penser. » Si en mangeant un aliment, vous ressentez de la culpabilité, de la honte, de la colère ou de la peur, vous voilà complètement chamboulé. Si vous voulez nourrir votre corps et votre esprit dans la sérénité et le bonheur, pensez d'abord du bien de vos aliments, et seulement du bien. Croyez qu'ils vous apportent joie et espoir car c'est tout de même en mangeant de bons aliments que vous retrouverez votre poids d'équilibre. Alors, en route !

Se reconnecter avec son corps

Ce sont les personnes les plus sensibles et les plus démunies face aux situations difficiles et aux émotions négatives, bref, les plus fragiles, qui ont le plus facilement des troubles alimentaires et donc des problèmes de poids. La seule façon pour elles de ne plus souffrir est de se déconnecter complètement de leur corps, ce qui rend le travail sur les sensations et les émotions plus difficile.

Il est donc essentiel de réussir à vous reconnecter. Alors, si vous vous sentez surmené, si vous pleurez pour un rien, si vous sursautez au moindre bruit, si vous avez la « boule au ventre » toute la journée et surtout si vous venez de vivre un événement douloureux, ne laissez pas traîner les choses. Il est grand temps de vous occuper de vous, à la fois de votre corps et de votre tête, et d'acquérir de bonnes techniques afin de gérer vos émotions autrement qu'en mangeant. Alors, enfin, vous retrouverez la paix intérieure, la forme physique, avec en prime aussi votre fameux poids d'équilibre.

Et parfois, quand les difficultés alimentaires sont vraiment importantes, il peut être intéressant de rédiger un cahier alimentaire où seront notés les repas, mais surtout les sensations avant, pendant, après le repas, les bons et les mauvais moments, comme pour un journal intime.

S'aider d'un cahier alimentaire

Le cahier alimentaire est une aide précieuse pour observer son comportement vis-à-vis de la nourriture mais ô combien difficile à rédiger parfois. Pourtant, il permet d'identifier plus facilement les restrictions, les peurs, les émotions perturbantes, d'éviter le déni et de prendre du recul.

J'aime bien la notion de cahier ou de carnet plutôt que des feuilles volantes que l'on risque d'égarer. Dans un cahier, tout est noté dans l'ordre et rien ne se perd. On peut à tout moment relire le début, surtout dans les périodes où l'on a l'impression de stagner et se rendre compte alors du chemin parcouru. On peut aussi faire un tableau sur l'ordinateur et coller ensuite les pages sur le cahier.

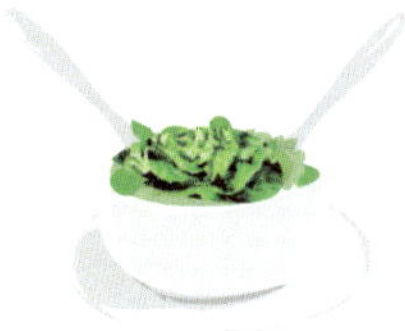

Je propose de faire trois colonnes :

- les circonstances du repas : quand ? Où ? Avec qui ? Quelle influence de l'environnement et de l'entourage ?
- le contenu du repas : quoi ?
- les commentaires et remarques personnelles : c'est la colonne la plus importante (donc la plus large) car c'est celle qui permet d'identifier toutes les difficultés : les restrictions, les peurs alimentaires, les émotions, les situations perturbantes… et de trouver des solutions.

Les circonstances	Le contenu	Les commentaires
Quand ? • 7 h, 12 h 30, 16 h, 20 h, 23 h, etc.	**Qu'avez-vous mangé ? et en quelle quantité ?**	**Avant le repas ?** • Faim, pas faim, très faim, je ne sais pas. • Comment vous sentez-vous ? • Plutôt calme, fatigué, stressé, angoissé…
Où ? • À la maison, au restaurant, chez des amis, etc.		**Après le repas ?** • Sensation d'avoir mangé juste ce qu'il faut, trop, pas assez, je ne sais pas. • Lentement ou, au contraire, très vite. • Bien mastiqué ou pas ou je n'y ai pas pensé. Est-ce que vous vous sentez rassasié ?
Avec qui ? • Seul, en famille, avec des amis, etc. **En faisant quoi ?** • Sans rien faire, en lisant, devant la télé, sur l'ordinateur, etc.		**Quels aliments avez-vous choisi ?** • Ce qui vous faisait plaisir ou vous rassurait. • Souhaitiez-vous manger davantage, autre chose, plus de sucré, plus de salé… ?

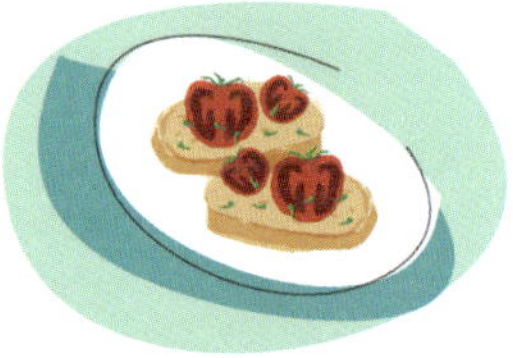

Conseils pour gérer ses émotions

Il est très important de bien ressentir et de reconnaître les émotions, afin de pouvoir les accepter. Oui, oui, je sais, c'est plus facile à dire qu'à faire ! C'est pourquoi je vous propose différentes méthodes pour vous permettre de mieux « dégonfler » vos émotions et modifier ainsi votre comportement.

Le rire

Le rire nous fait du bien et nous aurions tort de nous en priver. « Le rire est le plus court chemin entre deux personnes », disait Charlie Chaplin. C'est un moyen de communication ancestral, d'ailleurs, les bébés rient bien avant de prononcer leurs premiers mots. Le rire est l'antidote le plus facile et le plus économique contre le stress et la déprime. Il libère des endorphines, véritables molécules du bonheur, qui apaisent le corps, apportent du bien-être, relâchent les muscles tendus et libèrent l'esprit de ses préoccupations. Alors n'hésitez pas, riez !

Les loisirs

La pratique d'un loisir est indispensable à un bon équilibre de vie. J'insiste beaucoup auprès de mes patients pour qu'ils trouvent et reprennent rapidement une activité à eux et qui leur fait du bien. Ce n'est pas forcément une activité physique, on peut « se vider la tête » en faisant de la peinture, de la poterie, du chant, du piano et plein d'autres choses encore. Cette activité doit se faire absolument dans le plaisir et si, en plus, c'est l'occasion d'une partie de franche rigolade, c'est encore mieux !

(Ré)apprendre à respirer

Une respiration de qualité, c'est-à-dire basse ou abdominale et profonde, est le premier pas vers le lâcher-prise. Marqués par notre culture du « tiens-toi droit » et « rentre le ventre », nous avons développé une respiration haute, ou thoracique, et superficielle. Le ventre rentré et le diaphragme remonté restreignent la quantité d'oxygène apportée dans le sang à chaque inspiration et « sous-alimentent » le corps et l'esprit.

La respiration abdominale, qui est la respiration spontanée de tous les nouveaux nés, est une respiration par le ventre. À l'inspiration, le ventre se dilate comme un ballon par un relâchement du diaphragme et laisse ainsi un volume d'air plus important aux poumons qui se remplissent et s'ouvrent. À l'expiration, le thorax se resserre, se rétrécit, le ventre se creuse alors, chassant l'air vers l'extérieur. C'est en apprenant à respirer ainsi que l'on inspire une plus grande quantité d'air. Le corps entier se trouve ainsi davantage oxygéné et il fonctionne mieux.

La relaxation

Le principe de la relaxation est de permettre le relâchement des tensions musculaires, ce qui induit en même temps un relâchement des tensions émotionnelles. Les différentes méthodes ont toutes en commun la maîtrise de la respiration abdominale, qui est au cœur de tout processus et de toute méthode de relaxation. Les techniques sont nombreuses : training autogène de Schultz, relaxations de Jacobson ou de Vittoz, hypnose ericksonnienne, sophrologie… auxquelles on peut rajouter les approches psychocorporelles.

Elles permettent de prendre conscience de votre corps, d'améliorer la confiance en vous et aussi la relation à l'autre et vous amènent progressivement au lâcher-prise nécessaire pour revenir sur le chemin de la régulation alimentaire.

Exercice de respiration

Pour avoir un ventre tonique sans vous lancer dans d'interminables séries d'abdominaux qui, mal réalisées, peuvent aussi vous abîmer le dos et le périnée, commencez par réapprendre à « respirer ». Eh oui, non seulement les respirations abdominales vont renforcer votre sangle abdominale, mais elles vont aussi vous détendre.

Voici comment faire : allongé sur le dos confortablement, éventuellement en mettant un coussin sous les genoux pour éviter d'être cambré, posez vos mains sur votre ventre à la hauteur du nombril. Fermez les yeux et la bouche, concentrez-vous sur vos mains.

Gonflez le ventre, automatiquement l'air entre par votre nez et remplit les poumons.

Expirez lentement et complètement en rentrant le ventre, comme si vous vouliez l'aplatir sur votre colonne vertébrale.

Puis recommencez plusieurs fois. Progressivement, vous vous sentez bercé, votre corps se relâche, s'enfonce dans le lit, vous êtes de plus en plus lourd et de plus en plus détendu.

Faites cet exercice régulièrement, tous les jours, avant les repas pour vous reconnecter à votre corps et à vos sensations, à tout moment de la journée pour décompresser et en vous couchant pour mieux vous endormir.

L'affirmation de soi

Apprendre à s'affirmer permet d'exprimer ses pensées, ses émotions, ses besoins et ses limites, tout en restant à l'écoute de l'autre. L'affirmation de soi est une manière de dire à votre entourage ce que vous ressentez et ce que vous voulez, tant en paroles qu'en gestes. On apprend à se respecter soi-même et à respecter l'autre, ce qui améliore l'estime de soi et les échanges relationnels.

MON CONSEIL

Les différentes méthodes de relaxation sont des outils merveilleux, très efficaces et très puissants, mais loin d'être anodins, c'est pour cela que vous ne devez les pratiquer qu'avec des thérapeutes compétents et confirmés.

Un comportement affirmé a bien des avantages, il permet de se libérer des émotions en les exprimant, d'obtenir plus facilement ce que l'on demande et de mieux communiquer avec les autres. L'apprentissage se fait le plus souvent par des jeux de rôle avec un thérapeute, en face à face ou en groupe, le but étant de simuler des situations problématiques afin de réussir à les surmonter. Vous apprenez ainsi à refuser le sempiternel déjeuner dominical chez votre belle-mère, à accepter un compliment, ou tout simplement à dire non. Ces ateliers pratiques sont parfois pertubants au début, mais ils sont très utiles et gratifiants par la suite pour toutes les situations de la vie et pas seulement pour les questions alimentaires.

La thérapie

Apprendre à gérer ses émotions étant particulièrement difficile pour certains – rappelez-vous que nous sommes tous différents et inégaux –, vous aurez peut-être besoin d'être aidé par un professionnel dans cette démarche. Ne voyez aucune honte à cela ! Apprendre à changer un pneu crevé est beaucoup plus facile que d'apprendre à gérer une émotion car cela est du domaine de l'affectif !

Toutes les thérapies verbales comme la psychothérapie classique, familiale, comportementale et cognitive, la psychanalyse ou les thérapies brèves permettent de déposer vos émotions. Dire les choses est essentiel et il faut trouver le bon thérapeute, celui auquel vous avez envie de vous confier et qui vous accompagnera dans votre progression et votre évolution personnelle. Les premières séances sont parfois un peu déstabilisantes avec l'impression de « nager en eaux troubles », mais persévérez et vous vous sentirez ensuite de mieux en mieux au cours des séances.

Et plus la gestion de l'émotion se fait rapidement, moins vous risquez qu'une nouvelle ne vienne « s'empiler » aux autres, en vous laissant l'impression d'être totalement submergé.

Les médecines douces

Il existe toutes sortes de médecines douces et les praticiens peuvent aussi vous aider dans la gestion du stress et des émotions. L'homéopathe vous soigne en fonction de votre tempérament et de votre terrain avec des remèdes obtenus par dilution ; le phytothérapeute utilise les plantes en infusion, en décoction, en gélules ; le nutrithérapeute corrige votre alimentation et, si besoin, vous donne des compléments alimentaires ; l'acupuncteur se sert d'aiguilles et aussi des plantes chinoises ; le naturopathe a à sa disposition de nombreuses méthodes naturelles pour vous aider ; l'aromathérapeute, lui, utilise les huiles essentielles ; l'ostéopathe va vous rééquilibrer en douceur avec ses mains.

Mais, là aussi, toutes ces médecines, aussi douces soient-elles, doivent être pratiquées par des professionnels sérieux et compétents.

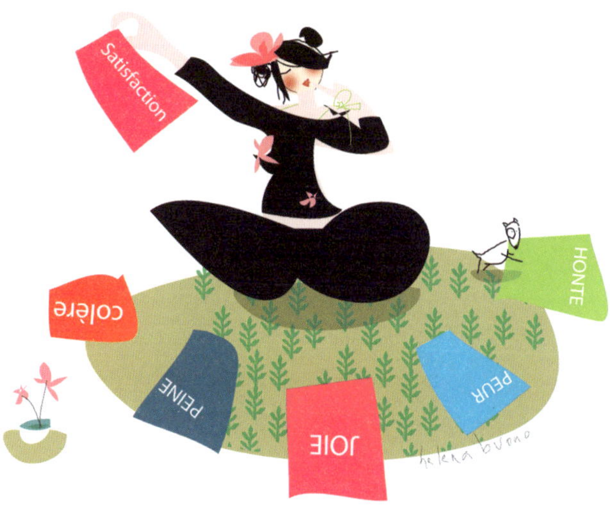

Le chemin vers la régulation

Choisir le chemin de la régulation alimentaire, c'est accepter de faire un travail sur soi, de s'observer et de se découvrir. Ce chemin sera parsemé d'obstacles, de situations difficiles et d'interrogations. Et, en vous interrogeant, vous réaliserez combien nous sommes différents les uns des autres, par nos goûts et notre rythme... Alors pas de panique ! Voici quelques réponses à vos questions, et comme disait André Gide « Il n'y a pas de problème, il n'y a que des solutions ».

Assumez vos préférences !

Retrouver ses saveurs préférées

« C'est terrible comme j'aime le sucré ! » ou encore « Le salé fait moins grossir ». Voilà de bons exemples d'idées reçues et absolument fausses que l'on entend régulièrement ! Que l'on aime la charcuterie ou les desserts ou bien les deux, ce n'est qu'une question de régulation. Tant que vous mangez la quantité de fromage ou de gâteau au chocolat correspondant à votre faim, tout va bien. Et surtout, si vous avez une attirance pour les aliments sucrés, ne les fuyez pas et encore pire ne les supprimez pas, cela ne ferait qu'aiguiser votre tentation à les manger et la culpabilité à les aimer.

Retrouver ses aliments préférés

Il est important de manger les aliments qui nous procurent le plus de plaisir et les différents régimes ont parfois fait disparaître vos préférences alimentaires. Un exemple typique est celui des pâtes, que tout le monde ou presque apprécient, mais à force de se persuader qu'elles font grossir, on finit aussi par se persuader qu'on ne les aime plus. Or, dès que vous les mangez sans aucune appréhension, revient alors le plaisir gustatif d'antan, que vous aviez bien enfoui tout au fond de vous. Il faudra donc faire un certain nombre de « vérifications pratiques » pour déterminer quels sont vos aliments réellement préférés.

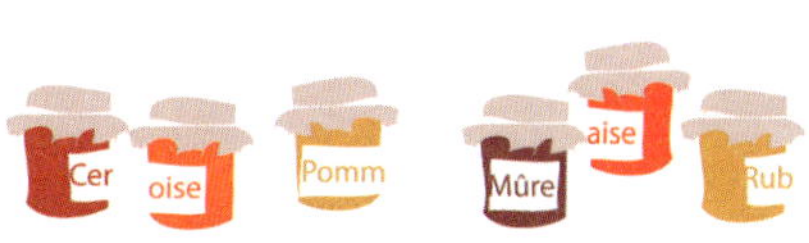

Retrouver son rythme alimentaire

Il faut arriver à retrouver votre propre rythme alimentaire. À force de suivre les consignes dictées par tel ou tel régime : petit déjeuner obligatoire, déjeuner copieux et dîner léger… vous ne savez plus vraiment où vous en êtes. Or, il n'y a que vous qui puissiez dire si vous avez vraiment faim au saut du lit ou si c'est devenu une habitude.

Pour vous aider, essayez de retrouver le souvenir de votre rythme quand vous étiez plus jeune, cela vous donne parfois une bonne indication. Voici par exemple une question que je pose régulièrement en consultation et qui me permet d'avoir une idée sur le rythme naturel : quand vous étiez petit, est-ce que vous preniez un petit déjeuner avant de partir à l'école ? Si la réponse est :

« **Oh oui, j'adorais, j'attendais ça avec impatience…** » : votre rythme physiologique est de manger le matin. Mais, attention, aujourd'hui ne mangez que si vous avez faim ;

« **Oui, mais j'étais obligé, j'avais mal au cœur, un vrai cauchemar !** » : vos parents vous forçaient car ils avaient peur que vous manquiez, or votre corps ne réclamait rien au réveil. Si c'est encore le cas aujourd'hui, le mieux est d'attendre d'avoir faim pour manger et c'est bien souvent seulement au repas de midi que cela arrive ;

« **Non, car je n'avais pas le temps mais j'avais très faim dans la matinée** » : votre rythme est certainement de manger mais vous vous leviez trop tard. Aujourd'hui, prenez le temps et voyez si la faim est présente ou non.

Pour un enfant, je demande aussi à la maman si elle se rappelle le biberon ou la tétée pris le plus facilement ou le plus goulûment. C'est souvent le repas que l'enfant mangera le plus volontiers ou préfèrera plus tard.

Des obstacles surmontables

Les aliments déclencheurs

Si vous sentez que vous pouvez encore « craquer » sur un aliment autrefois classé dans vos « interdits » simplement en le regardant ou en le sentant… c'est que sa charge émotionnelle est encore très forte et qu'il reste encore un peu de notion d'interdit ! Continuez à bien le déguster « en conscience » (voir p. 217) afin de diminuer les tensions et vous verrez que le calme émotionnel et sensoriel reviendra progressivement et définitivement.

Les moments délicats

Il existe des moments dans la journée où l'on peut ressentir un coup de pompe, vers 14 h ou 17 h par exemple. Cette baisse d'énergie n'est pas forcément psychologique. Elle peut être aussi physiologique, en lien avec une baisse naturelle de sécrétion de certaines hormones ou de certains neuromédiateurs. Alors, au lieu de manger pour essayer de vous redonner du « peps », optez pour une petite sieste après le repas ou un temps de repos vers 17 h, car contrairement à ce que l'on dit, cela n'a jamais fait grossir !

De la même manière, le retour à la maison après la journée de travail est souvent difficile parce que vous vous sentez seul, parce que vous décompressez ou bien aussi parce qu'une deuxième journée commence : le goûter puis le bain des enfants, les lessives, le repassage, le repas à préparer… Manger est souvent un refuge et c'est beaucoup plus fréquent chez les femmes car leur fonction « nourricière » est très forte. Alors commencez par vous asseoir et demandez-vous si ce que vous ressentez correspond à la faim, à la fatigue ou aux deux. Si vous êtes en hypoglycémie, manger vous redonnera du tonus – là, pas de problème. En revanche, si vous êtes fatiguée, manger sans faim vous épuisera encore plus en vous empêchant de maigrir. Alors reposez-vous, allongez-vous, même cinq petites minutes, cela peut suffire.

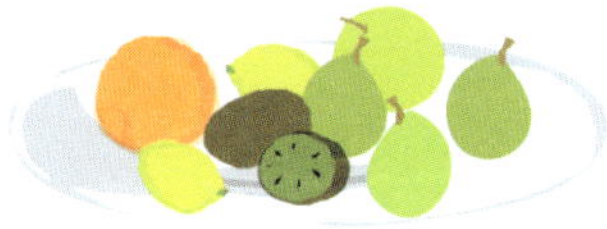

Le cycle féminin

MON CONSEIL

- bannissez les mauvaises graisses (graisses industrielles comme l'huile de palme, de coco, fritures, panures…) car elles aggravent les troubles ;
- rajoutez tous les jours dans la salade ou les crudités 1 cuillerée à soupe d'huile de chanvre bio vierge de première pression à froid ou alors prenez 3 capsules d'huile d'onagre vierge bio ;
- consommez plusieurs fois par jour des aliments riches en magnésium (cacao, pain complet, oléagineux, fruits de mer, légumineuses et céréales complètes…).

Quelle période difficile pour de nombreuses femmes, ces quelques jours précédant les règles ! C'est le fameux syndrome prémenstruel avec son cocktail de symptômes physiques (ventre gonflé, seins tendus, dos douloureux, acné, fatigue, maux de tête…) et comme si cela ne suffisait pas, de symptômes émotionnels (humeur changeante, irritabilité, dépression, déprime…). Et bien sûr, n'oublions pas ces fréquentes fringales de sucré et de salé, doublées d'une augmentation franche de l'appétit. Puis tout ceci disparaît à l'arrivée des règles, aussi vite que c'est arrivé. Cette hypersensibilité aux fluctuations hormonales augmente avec le stress, le manque de sommeil, les excès d'excitants comme la caféine et l'alcool et les carences en micronutriments. L'amélioration passe par une meilleure hygiène de vie et de bonnes habitudes alimentaires.

Suivre son appétit et en finir avec les règles

Souvent, lorsque vous n'avez pas faim, vous avez peur de ne rien manger, ce qui révèle une dépendance vis-à-vis de la nourriture. En effet, les régimes que vous avez pu faire auparavant vous mettent à la fois dans la peur de manger et dans celle de ne pas manger. Manger par peur d'avoir faim plus tard, et non parce que vous avez faim maintenant, vous pousse à manger tout le temps. C'est à ce moment-là que vous prenez du poids. Il est important de retrouver un rythme alimentaire qui vous convient en écoutant vos besoins.

J'ai peur de ne pas manger… et d'avoir faim

Ne pas avoir faim est parfois angoissant, mais moins manger ou ne pas manger à un repas ne peut pas vous rendre malade. Cela signifie simplement que votre corps a besoin de déstocker les kilos superflus, et c'est à ce moment-là que les besoins spécifiques – qui vous réclament tel ou tel nutriment – vont jouer pleinement leur rôle. Parfois, cette peur vient du souvenir douloureux de la maladie d'un proche qui a maigri car il ne mangeait pas. En parler simplement peut suffire, mais parfois cela nécessite un travail plus profond sur la maladie et le deuil avec l'aide d'un thérapeute.

MON CONSEIL

Pour vous aider à accepter le fait de ne pas manger si vous n'avez pas faim, dites-vous que c'est seulement à partir de ce moment-là que votre corps puise dans ses réserves et donc maigrit. Il utilise le tissu adipeux, véritable réserve énergétique qui va fondre progressivement. N'est-ce pas cela que vous désirez par-dessus tout ? Alors laissez-vous sans crainte rentrer en période de déstockage.

Vouloir manger de peur d'avoir faim après n'est pas non plus une bonne habitude, car c'est en mangeant continuellement sans faim que vous grossissez ou que vous n'arrivez pas à perdre. Quand on n'a pas faim, il ne faut pas manger. Oui, c'est vrai, vous pouvez avoir faim quelques heures plus tard, mais à ce moment-là, vous découvrirez que manger avec appétit vous procure énormément de plaisir. Peut-être n'aurez-vous pas faim plus tard, et c'est ainsi que vous pourrez enfin déstocker les kilos en trop.

En finir avec la peur d'avoir faim

Voici un exercice à faire si la peur de la faim est toujours présente malgré le travail sur les sensations alimentaires. Il vous permet de découvrir que non seulement la sensation de faim est supportable et même agréable, mais que c'est « une amie qui vous veut du bien » puisque sans elle il n'y a pas de plaisir gustatif.

- Supprimez le petit-déjeuner pendant 4 jours.
- Emportez une collation pour la matinée au cas où la faim se ferait sentir, cela doit vous rassurer, mais ne la prenez que si les signaux sont bien là.
- Attendre d'avoir faim pour commencer le déjeuner (vous serez même peut-être surpris de constater qu'à l'heure habituelle, aucune sensation désagréable ne se sera manifestée !).
- Observez la différence dans votre comportement : n'aviez-vous pas plus d'énergie dans la matinée ? ne vous sentiez-vous pas plus calme, plus serein ? n'est-ce pas agréable de sentir « un petit creux » à l'estomac dans la matinée ou à l'approche du repas ?

Attention, le but de cet exercice n'est pas d'enlever définitivement le petit déjeuner, mais de prendre conscience que l'on peut « tenir » plusieurs heures sans manger et ainsi d'arrêter de manger par anticipation, par peur d'avoir faim, et de (re)découvrir enfin le vrai plaisir des aliments.

J'ai l'impression d'avoir encore faim

Quand, au début, vous commencez à bien ressentir l'absence de plaisir gustatif, vous pouvez avoir l'impression d'avoir encore faim, tout simplement parce que vous n'avez aucune sensation physique (pas d'estomac ou de ventre tendu), juste le signal sensoriel du rassasiement par les papilles gustatives. Ce n'est qu'une dizaine de minutes après la fin du repas que la sensation de réplétion arrive et vous rassure. Cette impression d'avoir encore faim va progressivement se transformer en la sensation d'avoir mangé juste ce qu'il faut, ni trop, ni pas assez. Alors, attendez juste un peu !

Je n'arrive pas à m'arrêter

La peur de ne pouvoir s'arrêter est toujours plus ou moins présente tant que persistent encore quelques notions d'interdit, qui ne partiront qu'au fur et à mesure des expériences positives et rassurantes que vous aurez vécues avec les aliments à risque. Mais surtout, cette peur ne disparaîtra complètement que lorsque vous percevrez parfaitement le rassasiement, qui est, lui, plus difficile à ressentir parce qu'il dépend complètement de la sensation de faim et du plaisir des premières bouchées. Plus vous démarrerez un repas en ayant faim, plus le plaisir sera grand ; et plus la diminution, puis la disparition, de ce plaisir amenant au rassasiement seront évidentes. Et quand la bouchée en trop vous laissera une sensation de dégoût, ce sera gagné !

J'ai faim à des heures décalées

Avoir du mal à caler ses besoins sur les horaires des autres arrive parfois au début quand vous commencez à ne manger que lorsque vous avez faim. Heureusement, cela ne dure jamais très longtemps car votre aptitude à la vie sociale va reprendre le dessus. En vous donnant un peu de temps, vous pourrez à nouveau adapter la quantité consommée au repas précédent pour avoir faim en même temps que les autres, tout comme vous l'avez fait enfant. En effet, des premières bouillies jusqu'au moment où vous avez commencé à prendre vos repas en famille, vous avez progressivement appris à avoir faim en même temps que les autres, c'est cet apprentissage qu'il faut refaire.

Je m'oblige à terminer mon assiette

Si vous finissez toujours votre assiette et que vous êtes à votre poids de forme, c'est que vous évaluez bien votre faim avant de vous servir et que les quantités sont parfaitement adaptées à vos besoins. Au contraire, si vous êtes en surpoids et que vous avez l'habitude de toujours finir votre assiette, voire celle des autres parfois, c'est que l'idée de laisser ou de jeter vous est insupportable.

C'est donc votre estomac qui remplace la poubelle. Cela peut venir bien sûr de l'éducation avec la fameuse phrase « Finis ton assiette ! » de la part du père, de la mère ou des deux, ou peut-être avez-vous souffert de la faim pendant votre enfance. On peut aussi avoir cette attitude, malgré l'abondance alimentaire actuelle, après un régime restrictif car toute privation, volontaire ou involontaire, fait naître cette peur de manquer qui vous fait toujours laisser une assiette « nickel » !

Je déteste le gaspillage

Vous n'aimez pas gaspiller et c'est bien normal. Ce n'est pourtant pas une raison pour finir votre assiette alors que vous n'avez plus faim ! Cela ne permettra pas de lutter contre la famine dans le monde. C'est terrible à dire et on le sait tous, une partie du monde meurt de faim, une autre se bat pour maigrir ou ne pas grossir. Alors, estimez au mieux les quantités des portions que vous préparez pour vos repas, afin d'éviter le gaspillage. Souvent, lorsque l'on est dans la peur de manquer, on a tendance à cuisiner pour dix alors que l'on est deux ou trois à table ! Et, s'il y a trop, apprenez à utiliser les restes.

MON CONSEIL

Un reste de légumes peut être utilisé en salade ou dans un risotto ; un reste de viande peut être congelé ou intégré dans une bolognaise ; un reste de poisson marié à de la purée se transforme en croquettes ; on peut faire du pain perdu avec de la brioche ou du pain rassis… En plus, les livres de recettes pour bien utiliser les restes sont très à la mode !

Apprendre à revoir les quantités

Quand mes patients constatent que régulièrement ils sortent de table en ayant trop mangé, je leur conseille de réduire les portions en fonction de leur ressenti. Par exemple :

- un peu trop mangé : 1 à 2 c à soupe en moins ;
- trop mangé : 3 c à soupe en moins ;
- beaucoup trop mangé : 4 c à soupe en moins.

Les quantités « revues et corrigées » doivent permettre de tenir facilement jusqu'au repas suivant et bien souvent, ils sont obligés de les revoir à nouveau à la baisse. Essayez !

Je ne sais que faire des restes

S'il reste vraiment trois bricoles dans votre assiette et que vous ne pouvez rien en faire, jetez-les tout de suite au lieu de les mettre dans une boîte plastique, car ils finiront de toute façon à la poubelle : ce sera plus facile pour vous car, d'ici quelques jours, ils seront moisis ! Par contre, si les restes sont plus importants, sachez que la plupart des aliments se gardent facilement au réfrigérateur ou au congélateur pour être ensuite recyclés.

Mais faites-moi plaisir, quand vous n'avez plus faim et que vous n'arrivez pas à mettre à la poubelle, ne le donnez pas non plus à votre chien (ou au chat). Non seulement il n'est pas plus la poubelle que vous, et en plus c'est lui qui grossira à votre place !

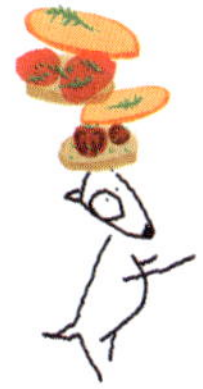

Que faire quand...

... j'ai toujours faim

Si vous avez l'impression d'avoir toujours faim, malgré un surpoids, c'est que vous avez encore du mal à distinguer la vraie faim qui est un besoin d'énergie avec la fausse faim qui permet de soulager une émotion douloureuse. Ce n'est pas facile au début car les signes physiques sont les mêmes : sensation de vide, de creux, fatigue… En revanche, votre attitude envers la nourriture est différente.

Pour savoir si vous avez réellement faim, demandez-vous si vous seriez prêt à manger un plat qui habituellement ne vous tente pas tellement. Si la réponse est oui, alors c'est que vous avez vraiment faim. Car la vraie faim n'est pas spécifique d'un aliment et vous rend capable de manger, avec un certain plaisir en plus, des choses que vous appréciez moyennement, le but étant de refaire le plein de carburant. Si rien ne vous tente à part le sucré, c'est que vous n'avez pas faim, alors détendez-vous et faites-vous plaisir autrement qu'en mangeant.

... je n'ai jamais faim

Ne pas ressentir de sensations physiques de faim ne veut pas forcément dire que vous n'avez pas faim. Le plus simple pour le savoir est de se poser la question « Qu'est-ce que j'ai envie de manger ? ». Si vous arrivez à répondre rapidement et que vous pouvez même envisager de manger, comme précédemment, des aliments que vous n'appréciez que modérément, alors vous avez faim. Par contre, si vous n'avez pas faim, vous aurez du mal à trouver ce qui vous ferait plaisir et les premières bouchées ne vous procureront que peu ou pas du tout de plaisir.

... je ne sais pas si j'ai faim

Parfois, il vous est difficile de savoir si vous avez faim ou non, et cela peut même arriver à une personne régulée. Il nous arrive, en effet, de confondre nos sensations alimentaires avec d'autres sensations physiques comme la fatigue, le froid ou le sommeil. Le meilleur test est alors celui des papilles. Mettez-vous dans de bonnes conditions, assis à table et « en conscience », prenez une portion de l'aliment choisi et guettez le plaisir gustatif des premières bouchées. Si vous avez du plaisir, alors continuez, sinon arrêtez-vous.

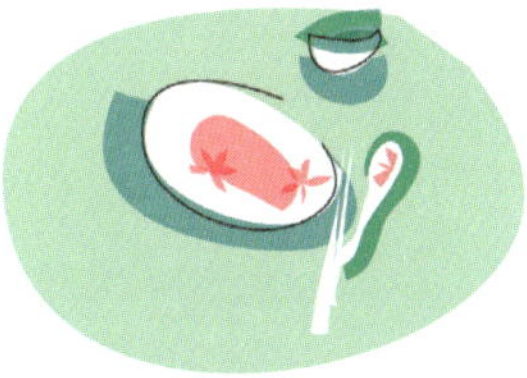

... j'ai faim entre les repas

Eh bien, vous mangez bien sûr, et surtout mangez ce qui vous attire à ce moment-là. Si votre organisme réclame entre les repas, que ce soit régulièrement ou ponctuellement, c'est qu'à cet instant précis, il a un besoin spécifique ou un besoin d'énergie. Et ce n'est qu'en écoutant vos signaux internes que vous saurez ce que vous devez manger.

... je suis obligé de manger sans avoir faim

Et oui, cela arrive, lors d'un repas de famille, d'un repas d'affaires, pour un goûter d'anniversaire... Il existe réellement des moments où il vous est difficile, voire impossible de refuser. Dans ces cas-là, ne prenez qu'une petite quantité de chaque plat, qu'un petit morceau de gâteau, laissez dans l'assiette si c'est possible et si vous vous en sentez capable. Le côté positif dans cette situation est qu'elle vous fait découvrir que manger sans avoir faim ne procure vraiment aucun plaisir et vous ressentirez peut-être le dégoût, qui vous aidera par la suite à vous arrêter à la bouchée près.

... j'ai du mal à manger lentement

Vous pouvez manger vite simplement par (mauvaise) habitude, mais cela vient souvent de la peur de voir disparaître les aliments, comme si le repas que vous êtes en train de faire était le dernier de votre vie. Là encore, cela vient des restrictions alimentaires et de la notion d'aliments interdits. Repérez la personne qui mange le plus lentement à votre table et essayez de vous aligner sur son rythme. S'il le faut, posez de temps en temps vos couverts pendant le repas et respirez profondément pour tenter de retrouver un certain calme intérieur.

... la famille a des goûts différents

Aïe, quel casse-tête parfois de composer des menus variés et qui plaisent à tous. Parfois, les enfants en profitent aussi pour nous faire tourner en bourrique. Même si nous avons chacun des goûts différents, il y a toujours des aliments appréciés de tous. Mais il faut accepter que certains jours, il y ait au menu un plat moins agréable à manger. Le secret pour éviter une rébellion : associez toujours les aliments difficiles à faire passer, les légumes par exemple, à une « valeur sûre » comme les pâtes ou les pommes de terre, ce sera ainsi moins la soupe à la grimace !

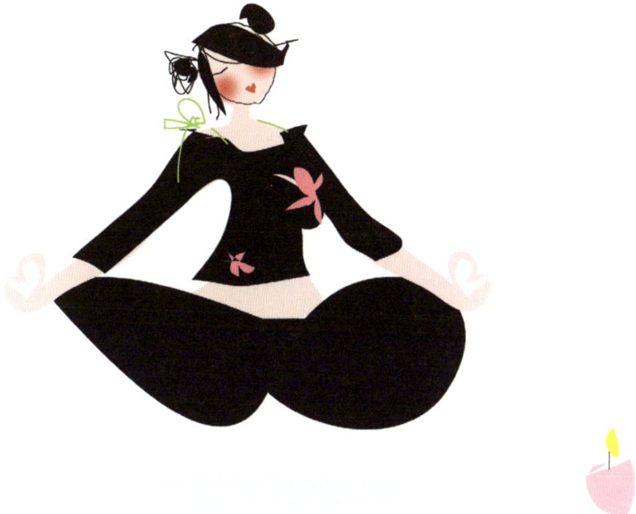

Annexes

Index

• A

acide oléique **102**

acides aminés
• aliments 88
• équilibre 88
• glucides 108
• synthèse 108

acides gras **98, 101, 103**
• activité physique 101
• aliments 100, 101, 102
• huile 103
• oméga 3 103
• oméga 6 103

acidité
• fruits 16, 41
• produits industriels 111
• soda 54, 111

activité physique **57, 59, 82**
• acides gras 101
• intensive 59
• potassium 124
• quotidienne 58
• respiration 235
• santé 57
• tempérament bilieux 165
• tempérament lymphatique 161
• tempérament nerveux 167
• tempérament sanguin 162
• vieillissement 79

acupuncture **22**

additifs **51, 52**

ADN **109**

ail **128, 129**

alcool **49, 142**
• calories 49
• vitamines B 49, 137

algues **90, 112, 128**

aliments
• amaigrissants 225
• barre de céréales 100
• déclencheurs 241
• dégustation 217
• de saison 130
• gras 43
• industriels 100, 109, 111, 123, 142, 214
• interdits 223, 225, 226, 241
• non raffinés 110
• plat cuisiné 100
• préférence 239
• sucrant 55

allaitement **67**
• éducation au goût 151
• lait maternel 107
• oméga 3 104
• prise de poids 67
• sensation de faim 68

ammoniaque **21**

anorexie **208**

antioxydant **140**
• aliments 142, 143
• bière 49
• chocolat 40, 142
• huile vierge 142
• lipides 106
• oligo-éléments 141
• radicaux libres 140
• sélénium 128
• silicium 129
• thé vert 142, 143
• vin rouge 142
• vitamine C 139
• vitamines 141
• zinc 126

appétence **177**

appétit
• apéritif 49
• définition 177
• fringale 203
• insatiable 244
• manque d' 248, 249
• petit creux 41

- portion 35, 36
- spécifique 178, 181

aspartame **51, 52**

ATP **109**

automédication **99**

avocat **138**

• B

balance **76**
- impédancemétrie 77

ballonnements **15, 40, 113, 114, 154, 191**

bambou **129**

banane
- calories 42
- potassium 124
- vitamine B6 138

betterave **129**

beurre
- acides gras saturés 101
- margarine 131
- oméga 6 106
- vitamine A 131
- vitamine E 134

bière
- antioxydant 49
- chrome 127
- index glycémique 49
- ostéoporose 129
- prise de poids 49
- vitamines B 49

biorythme **17**

biscuits **29, 100, 109**

blé
- germe de. Voir germe de blé
- son de 113

bonbons **109, 111**

boulimie **209**

• C

calcium
- aliments 118
- fixation 136
- minéralisation 118

calories **18, 43**
- alcool 49
- faux sucre 52
- fruits 42
- produit allégé 54
- satiété 203
- soda 54

carences
- fer 121
- magnésium 120
- micronutriments 105, 181, 184, 242
- nutriments 178, 181
- protéines 15, 91
- vitamine B12 136

carotène **142**
- antioxydant 141
- vitamine A 131

cellules adipeuses
- liposuccion 22

cellulite **25**
- tempérament lymphatique 160

céréales
- barre de 100
- glucides 109
- magnésium 120
- protéines 88, 90

céréales complètes
- calcium 118
- fibres 113, 116
- sélénium 128
- silicium 129
- sucre lent 110
- vitamines B 136
- zinc 126

charcuterie **29**
- acides gras saturés 101
- oméga 6 106
- protéines 88, 91
- sodium 123

chips **100**

chocolat
- antioxydant 40, 142

• déprime 197
• glucides 109
• magnésium 120
• plaisir gustatif 39

cholestérol
• baisse 110
• fibres 115
• hormones 107
• lait maternel 107
• lipides 106
• œuf 45, 46
• pomme 115
• régulation 127
• vitamine D 107

chou
• vitamine C 139
• vitamine K 136

chrome 127
• aliments 127
• glucides 127
• insuline 127

collation 203

compléments alimentaires 26, 115

complexes 74

comportement alimentaire
• conflit 219
• définition 178
• régulation 172, 178, 181
• tempérament bilieux 165
• tempérament lymphatique 161
• tempérament nerveux 167
• trouble 206, 208, 224
• vie familiale 207

compulsion 208, 224

confiance en soi 74, 176, 234

constipation 114

contrôle
• alimentaire 13, 14, 223
• perte de 33, 208, 224

corpulence 73
• indice de masse corporelle (IMC) 73
• obésité 39

coupe-faim 26
• eau 48
• pomme 41

crème amincissante 25

cuisiner 220
• atelier de cuisine 220
• au quotidien 220
• marché 221

cuisson
• graisse saturée 101
• huile 106
• vitamines 137, 139

culpabilité 36, 41, 81, 150, 175, 224, 230

• D

dégustation 153, 167, 214, 219
• méthode 217

déminéralisation 116

dépression 20

détoxification hépatique 21

DHA 105

diabète 78, 105, 114
• baisse 110
• sucre 54

digestion 114
• ballonnements 15, 113, 114
• cinq sens 216
• fibres 113
• mastication 191
• phase céphalique 214

dîner 32

diurétique 26

douleur
• crampe 120, 124
• estomac 191
• maux de tête 191

• E

eau 76, 144
• consommation 147
• corps 144
• coupe-faim 48
• déshydratation 47

• de source 146
• draineur 27
• du robinet 145
• en bouteille 146
• filtrée 146
• hydratation 82
• masse hydrique 80
• minérale 146
• muscle 83
• régime 47
• rétention 26
• surhydratation 47
• variation physiologique 80

édulcorant 52
• de synthèse 53, 54
• naturel 53

effet yo-yo 81, 208

émotion
• apaisement 224
• contrôle 226
• gestion 185, 229, 230, 233, 236
• négative 174
• perturbation 207
• positive 174
• régulation 206
• sensation de manque 48

énergie
• acides gras 101
• besoin 201, 248
• glucides 98, 108
• lipides 98
• magnésium 120
• phosphore 119
• sucre 108
• vitamines B 136

enfant
• atelier de cuisine 220
• chantage 207
• éducation au goût 151, 212
• édulcorants de synthèse 53
• goûter 31
• mastication 193
• morphologie 78
• odorat 213
• oméga 3 104
• plaisir gustatif 151
• protéines 91
• repas 152, 207, 250
• soda 54
• surpoids 78
• télévision 194, 195
• toucher 214

envie 178, 223

enzymes 112

EPA 105

épinard 138

estime de soi 24, 235

estomac 201, 246

• F

faim
• émotion 200
• fausse 199, 248
• modération 185
• reconnaître 199
• sensation. Voir sensation de faim
• vraie 171, 199, 200, 248

farine
• sucre rapide 109
• vitamines B 137

faux sucre
• aspartame 51, 52
• édulcorant 52
• insuline 52

femme
• cycle hormonal 64
• grossesse. Voir grossesse
• hormones. Voir hormones
• ménopause 79, 116, 129
• morphologie 78
• oméga 3 104
• ostéoporose 123
• perte de poids 84
• pilule contraceptive 137
• poids 14
• stockage des graisses 84
• syndrome prémenstruel 242
• vitamines B 137, 138

fer 121

• aliments 121
• carences 121
• vitamine C 122, 138

fête **15, 205**

fibres **112**
• alimentaires 112
• aliments 112, 113, 115, 116
• céréales complètes 113, 114
• cholestérol 115
• déminéralisation 116
• insolubles 113, 114
• satiété 115
• solubles 112, 114, 115
• son de blé 113
• transit 113

flocons d'avoine **115**

fromage **29**
• acides gras saturés 101
• calcium 118
• chrome 127
• oméga 6 106
• sélénium 128
• sodium 123

fruits
• acidité 41
• antioxydant 142
• banane 138
• calcium 118
• excès 113
• fibres solubles 112, 115
• frais 110
• glucides 109
• oléagineux 90, 102, 110, 116, 118
• potassium 124
• prise de poids 40
• régime 15
• secs 110, 118, 119, 138
• sucre lent 109, 110
• vitamine C 139
• vitamines B 136

fruits de mer **125**
• calcium 118
• sélénium 128

frustration **33, 36, 150, 223, 224**

• G

gaspillage **246**

gâteaux **109, 216**

germe de blé
• huile 134
• oméga 3 104
• vitamines B 136
• zinc 126

glucides **87**
• absorption 114
• acides aminés 108
• aliments 109
• assimilation 110
• chrome 127
• énergie 88, 98, 108, 109
• muscle 108
• perte de poids 108

glucose **109**

glycémie **109**
• équilibre 35, 52, 127
• hypoglycémie 241
• index glycémique 109
• taux 108

gourmand (définition) **180**

gourmandise **150**

gourmet (définition) **180**

goût **201**
• mémoire 213
• papilles 211

goûter **31**

graines **104**
• fibres solubles 112
• lin 115
• protéines 90
• sélénium 128
• vitamine E 134
• zinc 126

graisse
• animale 101
• de volaille 102
• femme 84
• homme 84
• insaturée 44

• lipides 98
• saturée 101, 142
• stockage 81
• végétale 101

grignotage 29, 35, 36, 39, 167, 207, 249

grossesse 63, 65
• édulcorants de synthèse 53
• fécondité 63, 64
• hormones 63
• oméga 3 104
• prise de poids 65
• retrouver son poids 67
• silicium 129
• soda 54
• surpoids 63, 66
• tissu adipeux 64
• vitamine B9 138

• H

hammam 24

haricots
• protéines 88
• silicium 129

hérédité 73, 77

homéopathie 23

homéostasie 75

homme
• hormones. Voir hormones
• morphologie 78
• perte de poids 84
• stockage des graisses 84

hormones
• cycle hormonal 64
• féminines 107
• grossesse 63
• masculines 107
• ménopause 79
• régulation 87, 126, 185
• thyroïdiennes 124
• zinc 126

huile
• antioxydant 142
• cuisson 103, 106
• de cameline 104, 134
• de chanvre 134
• de coco 101
• de colza 102
• de foie de morue 132
• de germe de blé 134
• de noisette 102
• de noix 103
• de palme 101
• de sésame 134
• de tournesol 134
• d'olive 102, 107
• lipides 98, 107
• oméga 3 104
• oméga 6 106
• végétale 99, 100, 104, 106
• vitamine E 134

huîtres 126

hypertension artérielle 123

hypoglycémie 110, 127, 241

• I

impédance (définition) 77

index glycémique 109
• aliments 109, 110
• bière 49
• fibres 114
• hypoglycémie 110
• taux 109, 110

indice de masse corporelle (IMC) 73

insuline 109, 110, 192
• chrome 127
• faux sucre 52
• résistance 52

interdit alimentaire 33, 223, 226, 241

iode 124
• aliments 125
• thyroïde 124

• K

kiwi 139

• L

lait
• calcium 118

- dégoût 155
- iode 125
- maternel 151, 154
- phosphore 119
- protéines 88
- sélénium 128
- vitamines B 136

légumes
- antioxydant 142
- calcium 118
- excès 113
- fibres solubles 112, 115
- glucides 109
- iode 125
- secs 115, 126
- sucre lent 110
- vitamine C 139
- vitamine K 136
- vitamines B 136

légumineuses
- fibres 113, 116
- glucides 109
- protéines 88, 90
- sucre lent 110
- vitamines B 136

lentilles 88, 119

levure de bière 127, 128, 136, 138

lipides 98, 106
- acides gras. Voir acides gras
- antioxydant 106
- cholestérol 106
- énergie 88, 98
- fonctions 98
- huile 98
- muscle 98
- régulateurs 99
- vitamines 99, 106, 134

liposuccion 22

• M

magnésium 119
- aliments 120, 121
- assimilation 137
- carences 120
- énergie 120
- minéralisation 120

maigreur 74

maïs 109

maladie cardio-vasculaire
- acides gras trans 100
- excès de sel 123
- homme 78
- magnésium 120
- oméga 3 104
- oméga 6 106
- régime crétois 102
- sélénium 128
- vitamine E 134

manger
- dégoût 180
- excès 205
- moins 171
- plaisir 180
- réconfort 185
- vite 250

marche à pied 57, 58, 60

margarine 131
- acides gras saturés 101
- végétale 100

mascobado 55

massage 23, 25
- crème 25
- palper-rouler 24

masse
- corporelle 80
- grasse 73, 76, 79, 80
- hydrique 82
- maigre 76, 79, 82
- musculaire 82

mastication 41, 91, 151, 191, 192, 193
- tempérament bilieux 165
- tempérament nerveux 167

mémoire
- olfactive 213

ménopause
- bière 129
- déminéralisation 116
- hormones 79

miel **109**
minceur
• grossesse 64, 65
• idéal minceur 74
minéraux **117**
• calcium 117, 118
• iode 124
• magnésium 117, 119
• phosphore 117, 119
• potassium 123
• sodium 117, 122
modération alimentaire **223**
moral **104, 148**
• activité physique 57
• dépression 39
• régime protéiné 20
morphologie **75, 77, 78, 79**
muscle
• calcium 118
• douleur 124
• eau 83
• fonte musculaire 15
• glucides 108
• lipides 98
• magnésium 120
• masse maigre 82
• potassium 123
• protéines 108
• régime protéiné 19
• tempérament sanguin 162
• tonicité 82

• N

noix **127**
noix du brésil **128**

• O

œuf
• cholestérol 45, 46
• chrome 127
• oméga 6 106
• protéines 44, 45, 88, 91, 92
• qualité nutritionnelle 43
• sélénium 128
• vitamine A 131
• vitamine B6 138
• vitamine E 134
• vitamines B 136
• zinc 126
obésité **39**
• indice de masse corporelle (IMC) 74
odorat **201**
• enfant 213
• mémoire 213
oignon **128, 129**
oléagineux
• acides gras 102
• fibres 116
• index glycémique 110
• protéines 90
oligo-éléments **117**
• bière 49
• chrome 127
• fer 121
• marins 123
• sélénium 117, 128
• silicium 128
• zinc 117, 126
oméga 3 **44, 103, 104**
oméga 6 **103, 104, 106**
oméga 9 **102**
ortie **129**
ossature
• magnésium 120
• minéralisation 82
• silicium 128, 129
• vitamine D 132
ostéoporose **129**
• bière 129
• excès de sel 123
• silicium 129
ouïe **216**

• P

pain **156**
• complet 110

• de mie 100
• glucides 109
• industriel 156
• protéines 88
• sodium 123
• sucre lent 110
• sucre rapide 109
• vitamines B 137

panela **55**

papilles **184, 249**
• mastication 192
• plaisir gustatif 199
• saveur 211
• sens 201
• sensation 201

pâte à tartiner **100**

pâtes
• glucides 109
• vitamines B 137

peau **129**

perte de poids
• activité physique 57
• acupuncture 22
• crème amincissante 25
• eau 47
• édulcorant 52
• femme 84
• glucides 108
• grossesse 63
• homéopathie 23
• homme 84
• massage 23, 25
• rapide 19
• repas fractionné 35
• sauna 24
• sauter un repas 32
• thyroïde 124
• transpiration 59

petit déjeuner **29, 172**

peur de manquer **246**

phosphore **119**
• aliments 119
• minéralisation 119

pilule contraceptive **137**

plaisir
• de cuisiner 148
• des sens 150
• odorat 213
• sans tabou 150

plaisir gustatif **148, 150, 171, 176, 193, 199, 201, 207, 239, 248, 249**
• chocolat 39
• éducation 151
• rassasiement 41

plateau-repas **194**

poids
• balance 76
• de forme 74, 75, 77, 183
• équilibre 175, 230
• grossesse 63
• hérédité 73
• idéal 74
• morphologie 77
• perte de. Voir perte de poids
• régulation 13
• variation 76, 77

pois chiches **88**

poisson
• fer 121
• iode 125
• mémoire 119
• oméga 3 105, 119
• phosphore 119
• protéines 88, 91, 92
• sardine 105, 118
• sélénium 128
• vitamine B6 138
• vitamine D 133
• vitamine E 134
• vitamines B 136
• zinc 126

poivre **127**

pomme
• calories 42
• cholestérol 115
• coupe-faim 41

pomme de terre **109, 110**
• potassium 124
• silicium 129

- sucre rapide 109
- vitamine B6 138

pondérostat **183**

portion **207**

potassium **123**
- aliments 124
- muscle 123

prêle **129**

prise de poids
- alcool 49
- allaitement 67
- grossesse 65
- hypothyroïdie 124
- sauter un repas 32
- sucre 55

prise de poids
- bière 49

privation **13, 30, 32**

produits laitiers **154**
- calcium 118
- iode 125
- phosphore 119
- protéines 88
- vitamines B 136

protéines **87, 108**
- acides aminées. Voir acides aminées
- algues 90
- aliments 88, 92
- animales 17, 87, 88, 92
- carences 15, 91
- enfant 91
- équilibre 88
- muscle 108
- œuf 44, 45
- surconsommation 87, 89
- végétales 17, 88, 89, 92

prune **127**

• Q

Qi **22**

• R

radicaux libres **140, 141**

rapadura **55**

rassasiement **180, 182, 213**
- dépasser 226
- plaisir gustatif 150
- poids de forme 75
- recherche 188
- régulation 171, 245
- satiété 203
- signaux 201
- tempérament sanguin 163

recette **94, 96, 122, 125, 129, 134, 143, 203, 246**

régime **13**
- amaigrissant 154, 223
- crétois 102
- dissocié 16, 17
- échec 76
- effet yo-yo 81
- équilibré 14, 18
- fausses promesses 73
- fruits 15
- hypocalorique 14
- méditerranéen 102
- obsession 148
- privatif 88
- protéiné 19, 20, 21, 88
- restrictif 14, 81, 208
- sans sucre 39
- soupe 15
- surhydratation 47

régulation **175, 184, 239**
- alimentaire 193, 234
- par anticipation 193
- règles 181
- sensation alimentaire 171

relaxation **22, 23, 24, 234**

repas
- activité pendant le 194, 195, 197
- apéritif 49
- appétit 32
- au bureau 196
- collation 203
- d'affaires 153
- dégustation 153
- en famille 152, 207
- enfant 152, 207

• équilibre 110
• fête 205, 216
• fractionnement 35
• gastronomique 153
• goûter 31
• grignotage 29, 35, 36, 39, 207, 225, 249
• horaires 17, 33, 34, 35
• manger seul 197
• mastication 15, 41, 91
• obligation 249
• plaisir gustatif 171, 201
• portion 14, 36, 91
• posture 36, 165, 189
• répartition 17, 29, 30, 33
• restes 247
• rythme 29, 33, 177, 181
• sauter un repas 30, 32
• vie sociale 152, 153

respiration
• abdominale 234
• relaxation 234

restaurant 153

restriction 175, 226
• alimentaire 173, 223
• cognitive 207
• frustration 223

riz
• protéines 88
• sucre rapide 109
• vitamines B 137

rythme
• alimentaire 16, 17, 30, 34, 172, 181, 225, 240
• biorythme 17
• physiologique 34, 47
• repas 177

• S

salade 104
• vitamine B9 138

satiété 35, 180, 182, 203
• coupe-faim 26
• fibres 115
• glycémie 110
• période 202
• repas 110
• sensation alimentaire 171
• signaux 201

sauna 24

saveur 211

sel
• excès 123
• rétention d'eau 27
• sodium 123

sélénium 128
• aliments 128
• immunité 128
• vieillissement cellulaire 128

semoule 88

sensation
• alimentaire 75, 163, 171
• gustative 184
• réplétion 244

sensation de faim 179, 181
• allaitement 67, 68
• chrome 127
• eau 48
• écoute 188, 203, 205
• fibres 115
• grossesse 66
• poids de forme 75
• portion 35

set-point. Voir poids de forme

signaux
• digestifs 202
• rassasiement 201, 244
• satiété 201
• sensoriels 201

silicium 128
• aliments 129
• vieillissement cellulaire 129

soda 39, 109
• allégé 54
• grossesse 54
• sucre 111

sodium
• aliments 123

• fonctions 122

soja **119, 125**

son de blé **113**

soupe **15**

sport. Voir activité physique

stevia **53**

stress **207, 242**

sucre
• blanc 39, 55, 142
• complet 55
• édulcorant 52
• énergie 108
• excès 111
• faux sucre. Voir faux sucre
• glucides 109
• lent 108, 109
• plaisir 212
• rapide 109
• retard 110
• soda 109
• stevia 53

supplémentation **130**

surpoids **74, 245**
• circulation sanguine 79
• enfant 78
• grossesse 63, 66
• homme 78

système immunitaire
• magnésium 120
• protéines 87
• vitamine D 132

système nerveux
• magnésium 120
• oméga 3 104
• régulation 181
• vitamine B6 137

• T

tabac
• vitamine C 139

tabou **150**
• toucher 214

télévision
• enfant 194, 195
• plateau-repas 194
• prise de poids 194

tempérament hippocratique **159**
• bilieux 164
• lymphatique 160
• nerveux 166
• sanguin 162

thé vert **142, 143**

thyroïde
• hyperthyroïdie 124
• iode 124
• perte de poids 124

tissu adipeux **64, 81**
• cellules adipeuses. Voir cellules adipeuses
• énergie 81
• fonctions 80, 81
• lipides 99
• ménopause 79
• régulation 185

tomate **142**

tonicité
• musculaire 79, 82
• ventre 235

toucher **201, 213**

transit
• constipation 20
• diarrhée 21
• fermentation 112
• fibres 113
• régime protéiné 21
• ventre gonflé 40

transpiration **24, 59**

triglycérides **99**
• régulation 127

• V

variation physiologique **76**

végétalien
• carences 136

végétarien
• carences en zinc 126
• protéines 92

ventre
• cellules adipeuses 79
• gonflé 40
• plat 235

vergetures **129**

vêtement (test du) **76**

viande **155**
• acides gras saturés 101
• chrome 127
• fer 121
• oméga 6 106
• phosphore 119
• protéines 88, 91, 92
• sélénium 128
• vitamines B 136
• zinc 126

vieillissement
• activité physique 79
• aliments 142
• antioxydant 140
• carences en protéines 91
• eau 144
• muscle 82
• poisson 105
• sélénium 128
• silicium 129
• vitamine E 134
• zinc 126

viennoiseries **29, 100, 109**

vin **142**

vitamine A **131**
• aliments 131
• beurre 131
• carotène 131
• œil 131

vitamine C **122, 138**
• aliments 139
• antioxydant 141
• tabac 139

vitamine D **132**
• aliments 133
• carences 132
• cholestérol 107
• huile de foie de morue 132
• minéralisation 132
• soleil 132

vitamine E **134**
• aliments 134
• antioxydant 141, 142

vitamine K
• aliments 136
• antihémorragie 136
• calcium 136

vitamines **131**
• cuisson 137
• hydrosolubles 131
• liposolubles 99, 106, 131

vitamines B **136, 137**
• alcool 49
• aliments 136, 137, 138
• B6 137
• B9 138
• carences 136, 138
• cuisson 137
• énergie 136
• femme 137
• grossesse 138
• système nerveux 137

vue **201, 214, 215**

• Z

zinc **126**
• aliments 126
• antioxydant 126, 141
• carences 126
• fruits de mer 126
• hormones 126

Adresses utiles et sites Internet

Hélène Lemaire

www.nutriomega.net

Valérie Cupillard

www.biogourmand.com

Des associations pour vous aider

G.R.O.S. (Groupe de Réflexion sur l'Obésité et le Surpoids)
28, rue Ponthieu
75008 Paris
Tél. : 06 43 84 16 30
www.gros.org

Réseaux TCA (troubles du comportement alimentaire)

- Réseau TCA francilien : www.reseautca-idf.org
- Réseau TCA Rhône-Alpes : www.reseau-tca-rhonealpes.fr
- ARM-TCA (Association réseau méditerranéen des troubles du comportement alimentaires) :
Hôpital Salvator
249, boulevard Sainte-Marguerite
13009 Marseille
Tél. : 04 91 74 58 60
- Réseau Abela au CHU de Nantes :
Hôpital Saint-Jacques
85, rue Saint-Jacques,
44093 Nantes Cedex 1
Tél. : 02 40 84 61 16
www.chu-nantes.fr/reseau-abela-anorexie-et-boulimie-en-loire-atlantique
- Réseau DABANTA en Aquitaine :
CMPP
55 bis, avenue du Docteur Léon Moynac
64100 Bayonne
Tél. : 05 59 63 16 40
www.dabanta.org

Des associations pour manger sain

- Annuaire national des AMAP (Associations pour le maintien d'une agriculture paysanne)
www.reseau-amap.org

Crédits iconographiques

p. 11 : © zoryanchik - Fotolia.com
p. 71 : © M.studio - Fotolia.com
p. 169 : © zi3000 - Fotolia.com

Illustrations : Héléna Buono

Achever d'imprimer
En mars 2014
Par Gorenjski Tisk Storitve
Slovénie